妈妈的姿态就是宝宝的姿态!

妈妈的健康决定宝宝的未来!

图书在版编目（CIP）数据

使宝宝健康聪明的孕妇操 /（韩）沈善美，（韩）赵泰相著；邱丽译 .
—北京：中国青年出版社，2012.1
ISBN 978-7-5153-0480-9
Ⅰ. 使… Ⅱ. ①沈… ②赵… ③邱… Ⅲ. ①孕妇—保健操 Ⅳ. ①R715.3
中国版本图书馆CIP数据核字（2011）第266852号

使宝宝健康聪明的孕妇操

作　　者：［韩］沈善美　赵泰相
译　　者：邱　丽
策划编辑：于明丽
责任编辑：肖妩嫔
美术编辑：夏　蕊
出　　版：中国青年出版社
发　　行：北京中青文文化传媒有限公司
电　　话：010-65511270/65516873
公司网址：www.cyb.com.cn
购书网址：zqwts.tmall.com　www.diyijie.com
制　　作：中青文制作中心
印　　刷：北京中科印刷有限公司
版　　次：2012年1月第1版
印　　次：2016年6月第7次印刷
开　　本：889 × 1194　1/24
字　　数：30千字
印　　张：6
京权图字：01-2011-1200
书　　号：ISBN 978-7-5153-0480-9
定　　价：29.90元

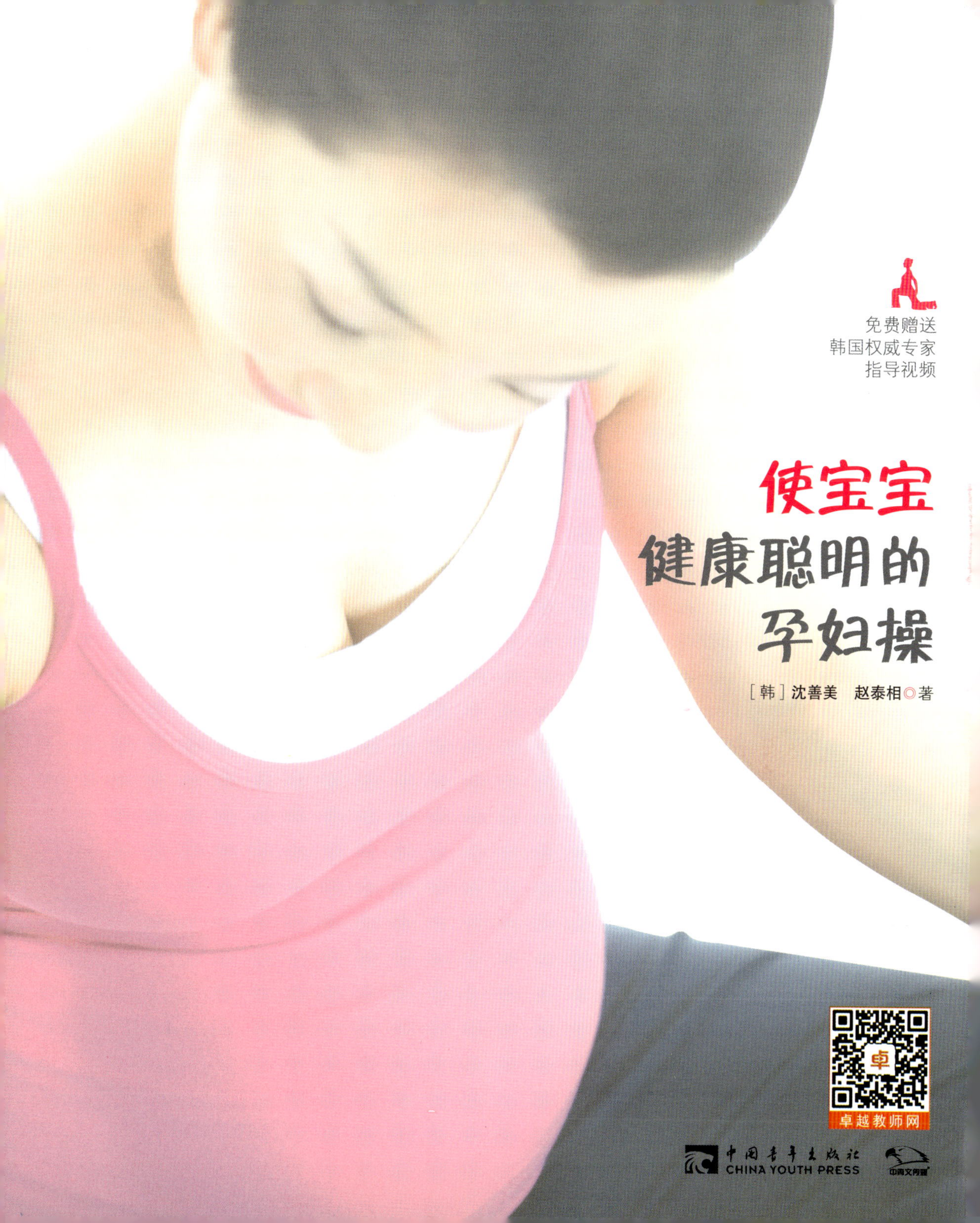

免费赠送
韩国权威专家
指导视频

使宝宝健康聪明的孕妇操

[韩] 沈善美　赵泰相◎著

卓越教师网

中国青年出版社
CHINA YOUTH PRESS
中青文传媒

让妈妈与宝宝都更加幸福的孕妇操

“听说，顺产会使宝宝变得更加健康聪明，可是如果不做运动的话，宝宝会长得很大，就没有办法顺产……”

“是不是怀孕的时候，如果运动不当就会导致流产呢？”

“本来一直都有运动的习惯，可是因为怀孕不得不放弃自己的这个爱好，真是不甘心。”

我在从事孕妇运动教育的过程中，有幸认识了很多妈妈，她们既想通过科学合理的运动生出聪明健康的宝宝，又无一例外地对孕期中进行运动充满了恐惧与担心。事实上，那些符合身体及心理特性的运动并不危险，非但如此，它们还是拥有一个健康孕期的有益保障。我本身就是很好的例子，正是通过运动我才安全地度过了孕期，拥有了健康活泼的宝宝。所以，我希望可以号召更多的妈妈抛掉顾虑，开始这种孕期运动。

在医院负责教授孕妇保健运动的工作使我非常理解妈妈们对运动的担忧。为了研究出一套既能实现妈妈们顺利生下健康聪明宝宝的愿望又能放心运动的孕妇操，我在怀孕后开始尝试研究普拉提，普拉提注重通过把握脊椎与骨盆的平衡，来达到强化力量的目的。之后，通过练习Gyrotonic与Gyrokinesis，我慢慢了解到，Gyrotonic重视呼吸与全身的协调配合，可以促进新陈代谢并强化内脏功能，达到在孕期中有效地保护母体不受各种不适的侵扰，从而获得身心安定的惊人作用。

在不断的练习与研究中，我发现只要把握脊椎与骨盆的平衡，就可以强化子宫的力量，让肚子变得健康而有弹性。更让我惊喜的是，这些极其简单的动作却可以有效地控制体重，我的肚子一天天变大，浑身的赘肉却一天天变少，这些变化让我

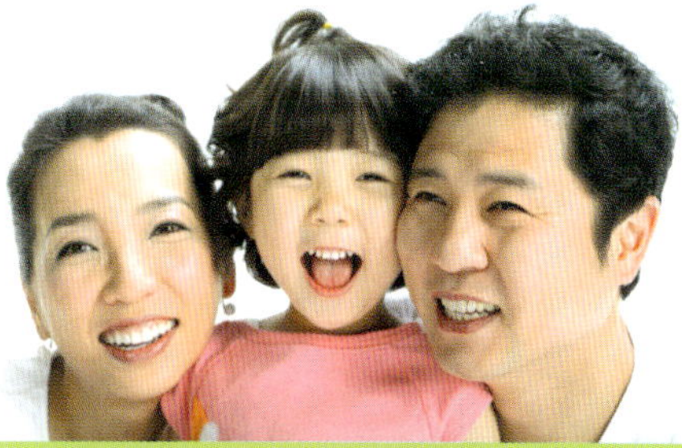

每天都沉浸在怀孕的骄傲与满足之中。

我很想把我经历的这些令人震惊的变化与其他的妈妈一起分享，并且坚信，这是作为一个以运动为职的人的当然责任。我的丈夫赵泰相，既是我最忠实的朋友又是我的同事，不仅认可了我的想法，还亲身参与到开发的实际工作中，就像共同孕育我们的孩子一样，对完成这套孕妇操倾注了全部的热情。

为了帮助所有的妈妈健康平安地度过一个艰辛而又幸福的特殊时期，我们精心设计了这套孕妇操，通过适当的伸展动作与力量强化运动来达到强健妈妈与宝宝的效果。孕妇操专门针对缓解腰部酸软、乳房胀痛、骨盆疼痛等各种孕期不适症状设计了不同的套式方案，不仅如此，还为妈妈们绘制了每周3次、每天30分钟的运动计划，这样妈妈就能根据不同孕期，对运动的次数与难易度进行灵活调节。此外，这些动作还可以有效解除由于孕期荷尔蒙分泌不平衡及体形变化产生的压力，从而保持平和健康的心态。如果打算让自己肚子里的宝宝长得健康又聪明，那么妈妈必须要了解如何解除自己的紧张情绪，而对于缓解压力与紧张情绪来说，孕期中最为有效的方法就是运动了。在进行孕妇操的过程中，不仅是妈妈，就连肚子里的宝宝，也会体会到一种幸福的感觉。

成为妈妈，是世界上最幸福也是最奇异的一段经历。如今的我，第二个孩子马上就要出生了，而我也通过这套孕妇操，体验着怀孕的幸福。在充满了期待与激动的时间里，我希望大家和我一样，可以和这套幸福的孕妇操一起，健康安全地度过。

沈善美

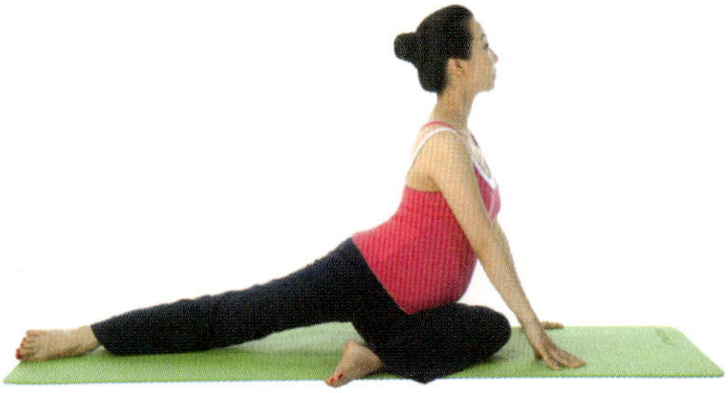

/ Part 1 /

/ Part 2 /

孕妇操基本体式 25

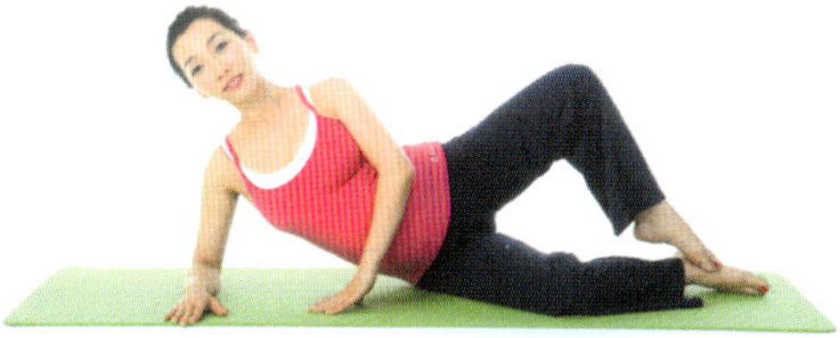

Section 1

Section 2

Section 3

Section 4

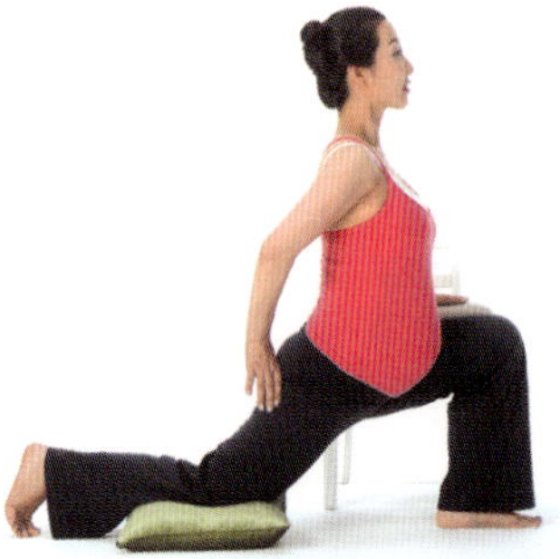

/ Part 3 /

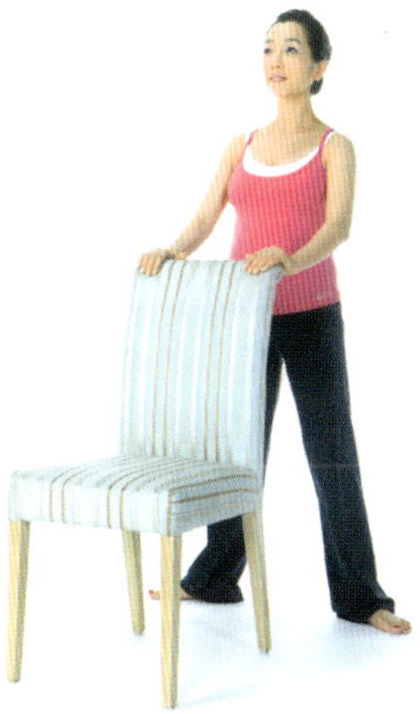

/ 附录 /

轻松高效的孕妇操指南

这本书是全新概念的孕妇运动书，将孕妇操的专家指导视频与图片相结合，辅以简单明晰的讲解，形象具体地展示了有利于妈妈与宝宝健康的运动，可以让孕妈咪事半功倍地体会运动的愉悦，做个孕味十足的漂亮妈妈。

•活用视频与图书介绍，轻松易学

为了更形象地说明这套孕妇操的动作特点，增强其指导功能，我们在制作本书的过程中，特别配加了动作示范视频。为了让您在任何时间和地点都能随心所欲地练习孕妇操，我们采用了网上视频的方式，以此取代随书携带光盘的传统形式，希望我们的努力能带给您最便利的方式。您可以随时登录http://www.cyb.com.cn，下载韩国权威专家沈善美教授的指导视频，与教授一起一个动作一个动作地学习。这样，不仅可以使您的动作更加安全和规范，还能最大程度地提高运动效率。本书对于急需正确、安全运动的孕妈咪来说，是最为基础易学的运动指南。

视频内容　·**简单易学,15分钟椅子运动**

　　　　　　·**打造有弹力肚子,15分钟垫上运动**

•独特的运动体式

针对孕妈咪身心的特殊变化，本书的第二部分按运动部位进行了划分，同时也对运动前的呼吸及姿势辅以详细的说明，将孕妇操动作划分为锻炼肩、胸、腰、背部的上体运动，锻炼腿与骨盆部位的下体运动，以及以腹部为中心的重点部位运动，孕妈咪可以有针对性地选择自己需要的动作进行练习。这种针对性极强的练习有利

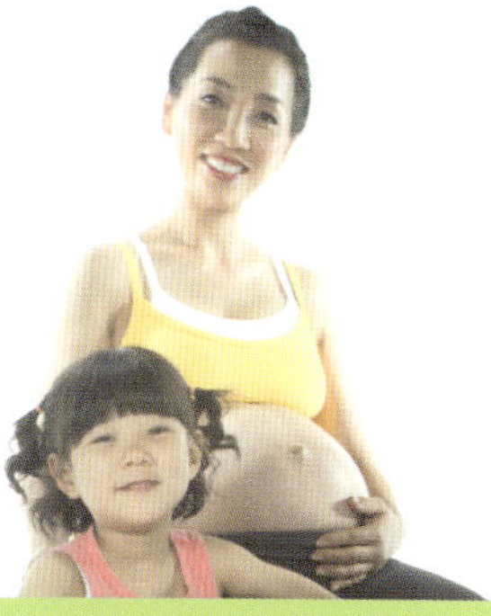

于增强孕妈咪的体质，为宝宝提供充足的养料，促进宝宝身体的生长发育。

- 预备练习　呼吸·姿势说明
- 上体运动　肩、胸、腰、背部运动
- 下体运动　腿、骨盆运动
- 重点部位运动　腰腹部运动

●治疗各种孕期症状的套式方法

如果按孕妈咪常见的不适与痛症部位细分的话，主要有上体、下体与腹部三大类。本书在第三部分针对这些痛症提供了详细而有效的套式解决方案，孕妈咪可以有针对性地从书中找到对应的方法，及时进行运动调理，为宝宝提供健康安全的生长发育环境。

- 上体运动　针对头痛、肩膀酸痛、腰酸、背痛、乳房胀痛、手酸麻
- 下体运动　针对骨盆疼痛、腿疼痛、腿抽筋、腿部浮肿
- 重要部位运动　针对腹部疼痛、腹部下垂、胎位不正、失眠

●针对不同孕期的运动方案

本书针对不同孕期，为孕妈咪提供了每周三次、每天30分钟的灵活运动方案，旨在帮助所有的孕妈咪健康顺利地度过怀胎十月这样一个艰辛而又幸福的特殊时期。同时，我们也希望读者在参照本书进行练习的过程中，根据自己的实际情况，对运动的次数与难易度进行灵活调节。

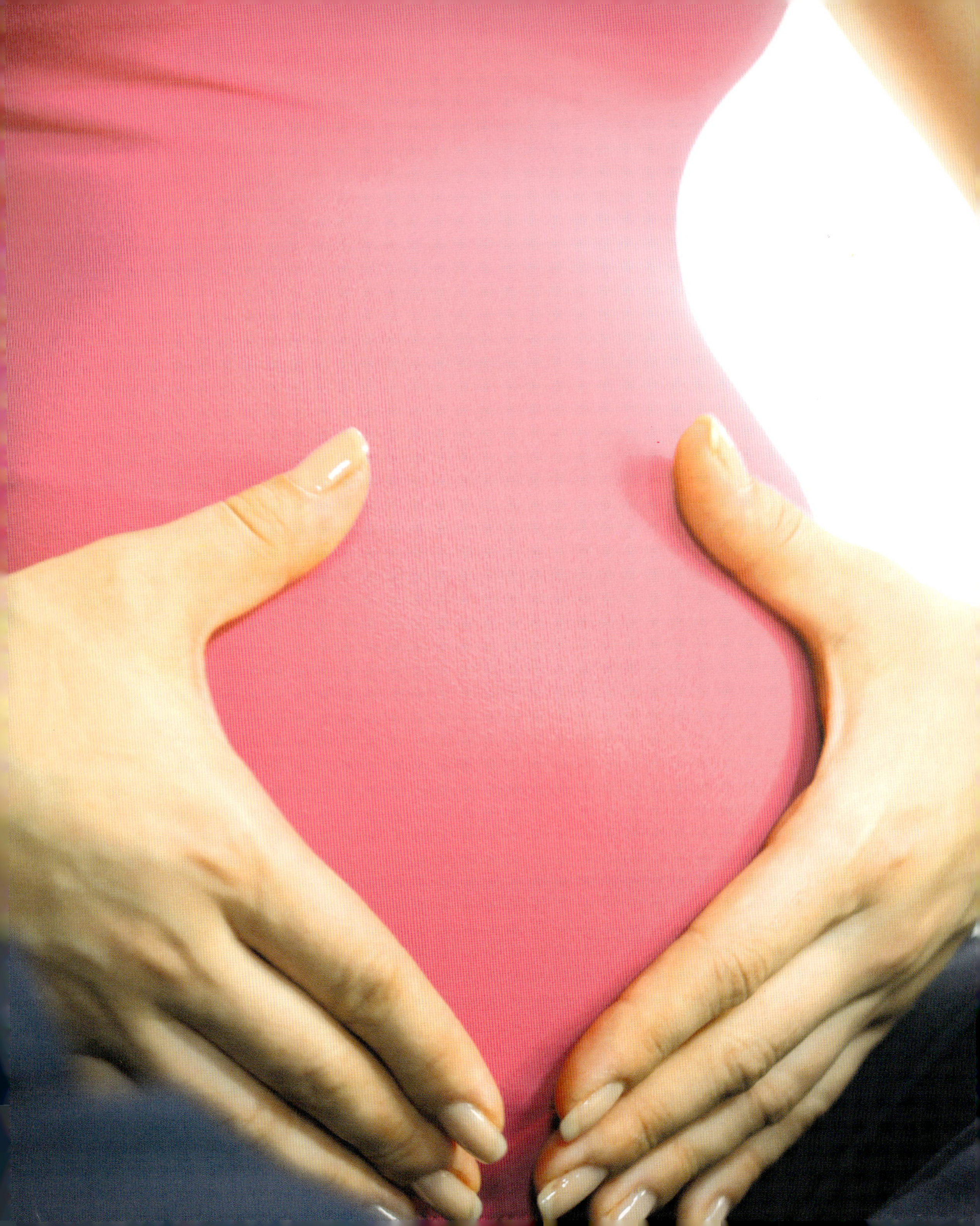

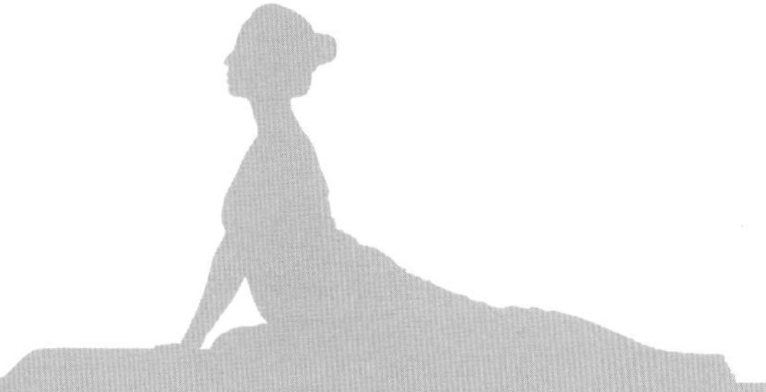

/ Part 1 /

为孕妈咪
量身定做的孕妇操

想塑造只有肚子漂亮突出的迷人身材吗？

想享受没有各种痛症困扰的健康孕期吗？

想营造可以让宝宝健康成长的子宫环境吗？

只要孕妈咪坚持适当的运动，实现这些幸福的目标就会变得很简单。致力于让妈妈和宝宝保持健康最佳状态的孕妇操，可以帮助孕妈咪度过一个愉快而安全的孕期。

现在，让我们开始进入轻松愉悦的运动世界，努力打造宝宝健康聪明的成长环境，秀出优美的“孕”味身材吧！

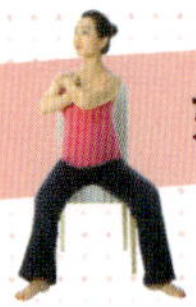

孕期最科学的运动方式

即使是怀孕前经常运动健身的妈妈，由于深知怀孕会造成生理上的变化，也常常会因为担心孕期运动会对宝宝的健康发育产生影响，从而放弃运动。事实上，如果没有医学上认为不能运动的疾患或是并发症的话，适当的运动对于孕妈咪来说是完全没有问题的。

本书孕妇操是韩国权威专家沈善美教授在大量医学研究的基础上，结合自身怀孕的心得体会，为孕妈咪精心设计的有益孕妇健康、安全有效的孕妇保健运动。这些姿势能有效增强髋部、骨盆和脊椎的灵活性，并有助于加强身心的力量，缓解妊娠反应。孕妇操不仅能让宝宝健康成长，而且能让孕妈咪的身体灵活强健，感情幸福愉悦。

• 让宝宝健康发育

我们为孕妈咪提供的孕妇操是经过科学研究与设计的，不会存在流产、早产或是胎儿发育迟延等危险。它不仅能给宝宝提供新鲜的空气，而且能使子宫处于最佳状态，对宝宝的生长发育起到很好的辅助效果，保证宝宝在妈妈体内保持适当的体重，预防出生时过重或偏轻等问题。特别是高龄孕妇，从怀孕初期开始，就应该开始适当的运动。轻松易学的孕妇操通过妈妈与宝宝的身体互动，能增加彼此身心之间的默契感。

• 促进顺产

孕妇操不仅可以提高肌肉的紧张度与弹性，使子宫更加强健有力，而且可以燃烧身体多余的脂肪，帮助孕妈咪在生产时找准正确的用力方式，减轻分娩时的无力感与不安感，从而提高顺产率。同时，还可以有效缩短分娩时间。此外，通过自我运动过程中的呼吸练习，也可以帮助孕妈咪自然而然地开始熟悉分娩过程中需要的呼吸法，这样对于缓解生产过程中的阵痛很有效果。

•改善不适症状

从怀孕到分娩，女性的身体经历了巨大的变化，除了体重的急剧增加，血液量也会增加40%~50%，血液循环与心脏都会比平时承担更大的工作量。所以，与以前相比，怀孕期间的女性更要通过适当的运动来保持相对合理的体重，减少孕期的疲惫与呼吸不畅等现象，增进自己的精神力量与身体柔软性，并且提高心肺机能。孕妇操可以提高孕妈咪应对自身变化的能力，并且是强化预防孕期可能发生的各种问题的有效手段。

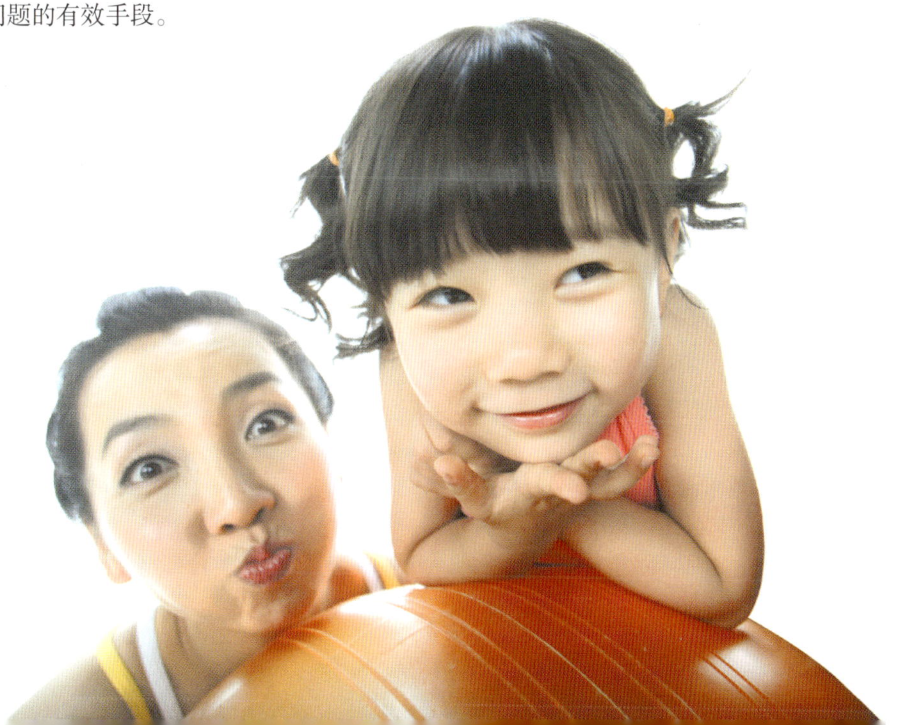

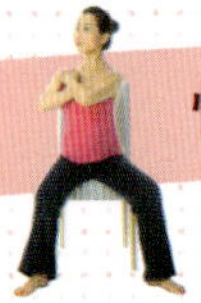

过好体重这一关

很多孕妈咪担心由于怀孕而增加的体重会使自己失去怀孕前的苗条身材，总是刻意控制饮食，但为了避免宝宝出生后因身体虚弱而受各种病患的侵袭，孕妈咪一定要摄入充足的营养，给肚中宝宝提供足够的养分。

孕妈咪最重要的就是接受事实——孕期体重的增加，是保证肚子里宝宝健康成长的必要条件，是给宝宝的健康生命一个最好的开端。其实，只要在孕期适当进行运动，孕妈咪就能有效进补和成功控制体重增加的幅度。

• 体重增加11~16kg最为合适

一般来说，孕妈咪孕期体重增加11~16kg为最佳状态，即使是怀孕前被临床认定为“肥胖”的女性，最少也要保证体重增加5kg，而那些怀孕前体重偏轻的女性，应该保证体重增加12~18kg才算正常。即便是选择剖腹产，体重增加过多也会给手术带来许多不便，增加了孕妈咪承担手术意外、麻醉意外所带来的风险。

• 妈妈过度肥胖会威胁宝宝的健康

如果体重增加过多过快，是非常危险的。肥胖会增加妊娠糖尿病、高血压的发病率，同时还极易孕育出身体过大的婴儿，增加分娩的难度。而如果新生儿过大的话，则极易导致新生儿肥胖，出现呼吸困难、肌无力、心率不齐、神经性发育低下等问题。可以说，妈妈的肥胖直接威胁着宝宝的健康。

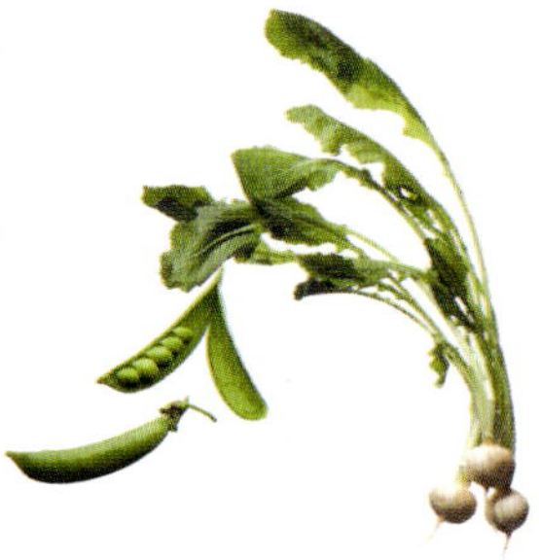

• 随意减肥也会危害宝宝

孕妈咪怀孕后，即使超过了指导性的体重标准，也不能因为担心不能顺产或者产后身材变形而轻易减肥。因为减肥过程中会伴随一定量的脂肪燃烧，而脂肪燃烧产生的废弃物会危害宝宝的健康，所以孕妈咪通过均衡的、长时间的运动来慢慢调整体重才是最佳选择。

• 根据体质指数得出适当的体重增加量

由于孕前体质指数的不同，怀孕中的体重增加量也应该是不同的。孕妈咪了解自己的体质指数，可以确定孕期体重增加的合理范围。

体质指数：将自身的体重，除以身高的平方，得出的数字。

例：身高：170cm（1.7m），体重：70kg，体质指数则为：70 /（1.7×1.7）=24.2

体质指数	状态	合理的体重增加量
30以上	肥胖	4.4~9kg
25~29.9	偏胖	6.7~11.2kg
18.6~24.9	正常	11.2~15.7kg
不足18.5	偏瘦	12.6~18kg

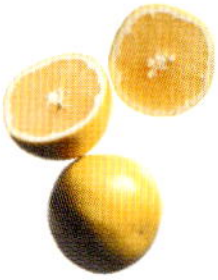

• 孕妇健康推荐食物

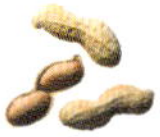

粗纤维的饼干、低脂奶酪、低脂牛奶	提供蛋白质与膳食纤维
杏仁、核桃等干果	包含不饱和脂肪酸与优良的蛋白质
新鲜的应季水果	补充膳食纤维与维生素
煮鸡蛋	提供优良蛋白质，并且可以抑制孕吐
胡萝卜、西兰花、芹菜等绿黄色蔬菜	提供维生素与铁元素，增加膳食纤维

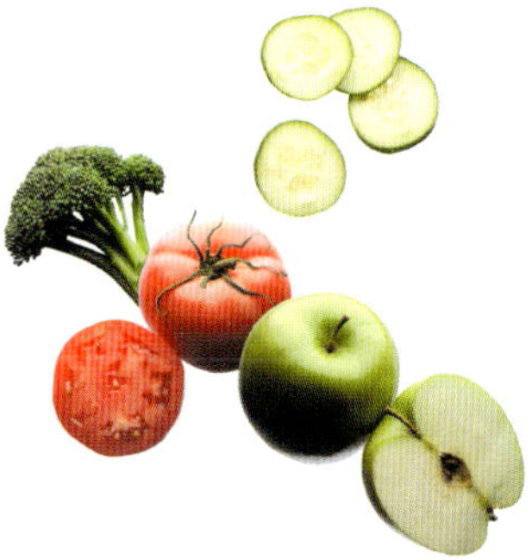

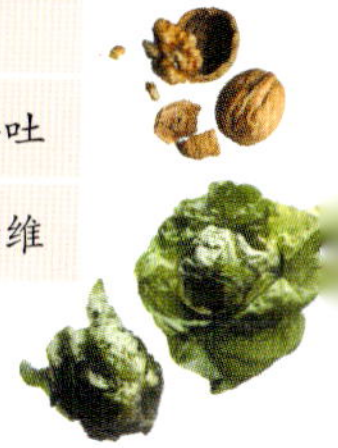

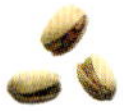

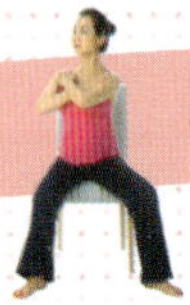

专为孕妇开发的
安全有效的运动方案

考虑到孕期日益臃肿的身体与宝宝的安全，很多孕妈咪都会对是否运动犹豫不决。其实只要做好充足的准备，进行一些轻柔的增强身体力量的锻炼是非常必要的。

孕妇操便是专门针对这种情况设计出来的安全、有效的运动方案。它可以增强体能，提高整个肌肉组织的柔韧度和灵活度，帮助孕妈咪轻松舒畅地度过孕期。现在，请静下心来了解这套让宝宝更加健康聪明、妈妈更加优雅苗条的孕妇操吧！

• 普拉提与回旋运动（Gyrokinesis）的完美结合

孕妇操是结合了可以通过最小的运动量达到最佳运动效果的普拉提与回旋运动（Gyrokinesis）的优势研究而成的孕妇运动。普拉提被誉为全世界所有孕妇的最佳运动，它能舒缓全身肌肉及提高人体躯干控制能力，有促使孕妇的精神与身体得到根本性变化的效果。回旋运动（Gyrokinesis）是为孕妇准备的瑜伽，其重视动作的自然流动性与呼吸的调节，可以减少孕妇因怀孕而引发的紧张与疲劳，增进体内器官的功能，达到身心的统一和均衡。

• 舒服而又易于孕妇操作的动作设计

由于怀孕会导致体形变化与体重增加，所以保持正确的姿势进行运动并不容易，特别是长时间坐在地上或者躺下的动作，极易对孕妇身体造成伤害，引起眩晕或者呕吐。孕妇操的所有动作，都充分考虑到了孕妇这方面的特点，设计了对于孕妇来说最为舒服的姿势，不论肚子有多大，都可以很方便地进行运动，充分保护宝宝的安全。

•从孕初到孕末都可以进行的运动

考虑到孕妇会由于体重增加与日益隆起的腹部而产生不适感，孕妇操力图通过轻松愉悦的运动来缓解这种不适。在有限的运动时间内，孕妇操尽可能广泛地结合大量的动作，使运动者可以充分体验到运动的愉悦。而且，所有的动作都非常安全，从怀孕之初到生产之前都可以进行练习，孕妈咪也不会因为需要不断去学习新的动作而增加负担感。

•孕妇操的与众不同之处

- 结合了普拉提、回旋运动等科学有效的孕妇运动方法
- 从孕初到孕末，针对不同孕期的每周运动建议
- 改善孕期不适症状的14种套式方案
- 有效控制孕妇体重
- 优化子宫环境，调整宝宝姿态的运动方法
- 每天30分钟，轻松顺产
- 有助于产后重塑身材

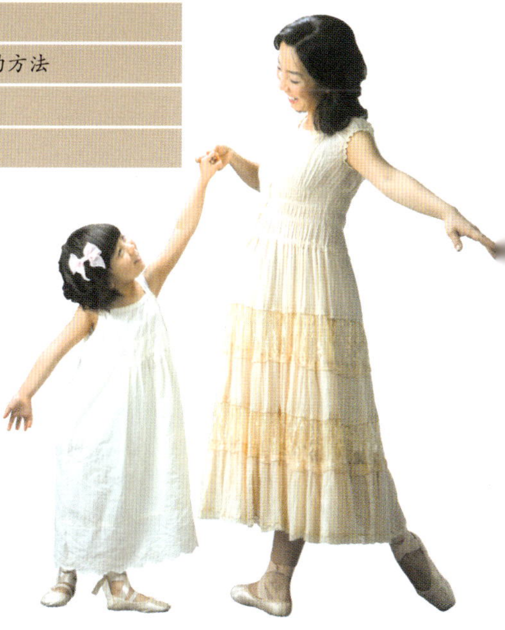

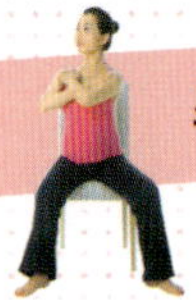

健康宝宝
迷人妈妈

孕妇操是可以让妈妈与宝宝同时变得健康又幸福的最佳运动，它不仅可以让妈妈的身材变得更加迷人，还能为宝宝创造更加舒适的子宫环境，保证珍贵至极的宝宝的健康安全。此外，还能为妈妈的怀孕生产以及产后恢复提供良好的帮助。如果能经常进行孕妇操运动，孕妈咪一定能拥有一个健康美丽的孕期。

•矫正妈妈的姿势

随着宝宝的成长及子宫的不断变大，起到支撑作用的骨盆的压力就会慢慢变大，而孕妇操可以强化腹部肌肉、矫正骨盆、减缓骨盆压力，从而使子宫更有弹性。如果妈妈拥有良好的身体状态，那么宝宝也会相应地获得更好的生长姿态，这是每个孕妈咪都非常渴望的。更为重要的是，这也会对产后妈妈的身材恢复大有裨益。

•预防妈妈及宝宝肥胖

怀孕期间，由于孕妈咪活动变少而营养摄取增多，很容易引发肥胖，进而诱发妊娠高血压和妊娠中毒症。此外，怀孕期间过多增长的脂肪也会堵塞产道，使孕妈咪面临难产的危险。

孕妇操对于防止妊娠肥胖有极佳的效果，并且可以降低宝宝的体脂肪率（人体内脂肪重量在人体总体重中所占的比例），为宝宝一生的健康打下良好的基础。请孕妈咪牢记这样一个事实：孕期保持运动的妈妈生下的孩子，会比孕期根本不运动的妈妈生下的孩子，体脂肪率低10%左右。

• 促进宝宝的大脑发育

从事规律性运动的妈妈，生下的宝宝通常可以更好地适应环境的变化，脑神经也更能得到充分发育，因此注意力及行动协调能力都十分出色。由于孕妇操以呼吸为基础，运动过程中妈妈通过呼吸获得更多的氧气，而这些氧气通过脐带传送到宝宝体内，可以更好地促进其脑细胞的发育。此外，妈妈子宫内的羊水也会随着妈妈的运动而不断活动，从而让宝宝的皮肤得到更好的抚摸式刺激，促进感觉器官的发育，给宝宝大脑发育带来巨大的帮助。

• 缩短分娩时间

大多数孕妈咪在分娩来临前都会感到恐惧和不安，这是很正常的现象。练习孕妇操可以使平时根本不会用到的关节都积极调动起来，使脊椎更加柔韧，强化骨盆及腹部肌肉，缩短分娩时间，帮助妈妈及宝宝更加轻松舒适地结束生产过程。

• 减少孕期压力

随着体形变化与生活重心的转移，孕妈咪忍受着巨大的心理压力，情绪极易波动，甚至会引发慢性疲劳、抑郁、失眠等症状。更严重的是，妈妈的压力可能导致宝宝的头脑及身体发育迟缓，这是对宝宝最大的伤害。因此，孕期的心态对妈妈及宝宝的健康非常关键。孕妇操主张透彻地呼吸，使肌肉与关节得到温和的松弛，从而控制和调节孕妈咪起伏不定的情绪，缓解孕期压力，让孕妈咪的身心健康而舒适。

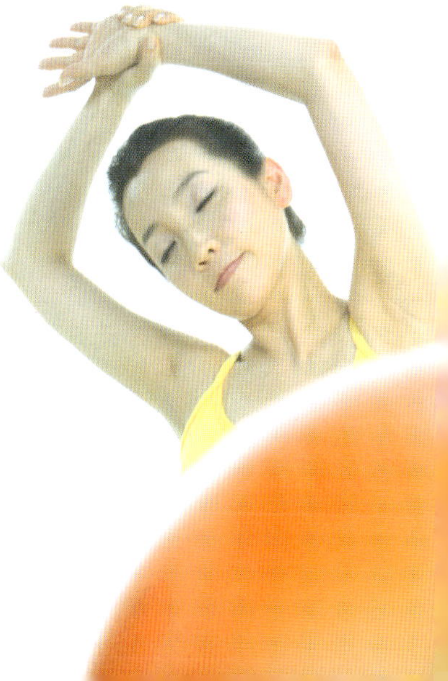

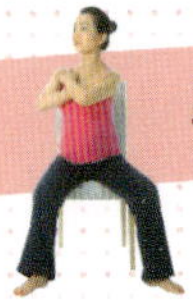

关注怀孕的特殊性
孕妇操才会更有成效

虽然一再强调运动的重要性，但是如果过度运动也是不行的。对于孕妈咪来说，最重要的就是保护宝宝的安全。不管怎样，再有效的运动如果身体不能承受，反而会对妈妈和宝宝的健康造成危害。所以说，孕妈咪一定要牢记自己正孕育着一个小宝宝的事实，选择那些既可以满足妈妈与宝宝的需要，又不会造成伤害的运动。

• 运动时间

☆ 宜控制在20~30分钟，不宜超过1个小时，最好每周三次以上。

☆ 饭前或者饭后一小时运动效果最佳，不会给肠胃造成过重的负担。

• 运动强度

☆ 如果运动中出现头痛、呕吐、眩晕、呼吸困难等症状，或者感觉胸闷的话，一定要马上停下来休息。

☆ 从怀孕中期开始，要尽量避免做仰卧和长时间站立的动作。

☆ 一定要避免做过度牵引腹部的姿势，同时要注意那些俯卧在垫上、腹部贴地5分钟以上的动作。

☆ 怀孕时所有的关节会由于为生产做准备而逐渐变松，所以不要给膝盖造成过大的压力，尤其不要勉强做过度弯膝或者重心过度后移的下蹲运动。

☆ 根据每天的健康状况来调整当天的运动强度与运动量，以身体的状态和承受能力为优先，以采取循序渐进的方式为最佳。

• 运动细节

☆ 练习孕妇操时，必须保持良好的通风环境。

☆ 躺下和起身都要从侧身姿势开始。

☆ 出现任何阴道出血的症状，应马上停止练习，及时咨询医生。

☆ 临产前，不可做任何挤压腹部和向前倾的姿势。

☆ 上班族孕妈咪可于睡前练习，既可舒缓工作疲劳，又能增强新陈代谢。

• 营养与休息

☆ 注意饮食，摄取足够的热量，运动前后都要充分饮水。

☆ 运动后，充分的休息是必须的，最理想的休息方式是侧卧，略弯膝盖。

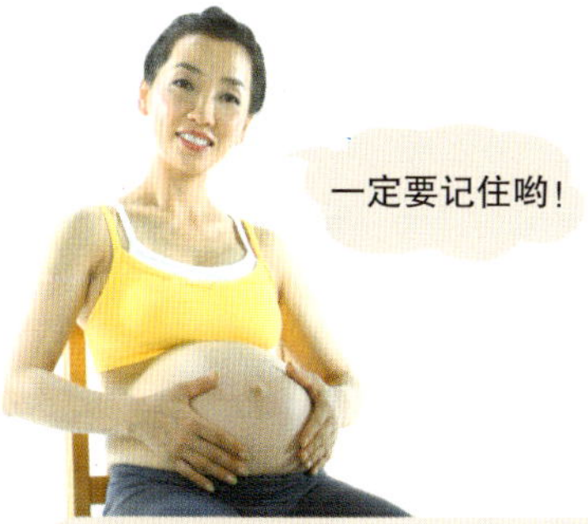

运动可能造成危害的情况

孕妈咪如有下列症状或疾患的话，运动反而会给身体带来伤害，请咨询主治医生，来决定是否需要运动、采取什么样的运动，以及保持什么样的强度。

• 妊娠高血压、心脏以及肺部疾患、早期羊膜破裂、妊娠中毒症、早期阵痛、前置胎盘、子宫颈管无力症、习惯性流产、急出血

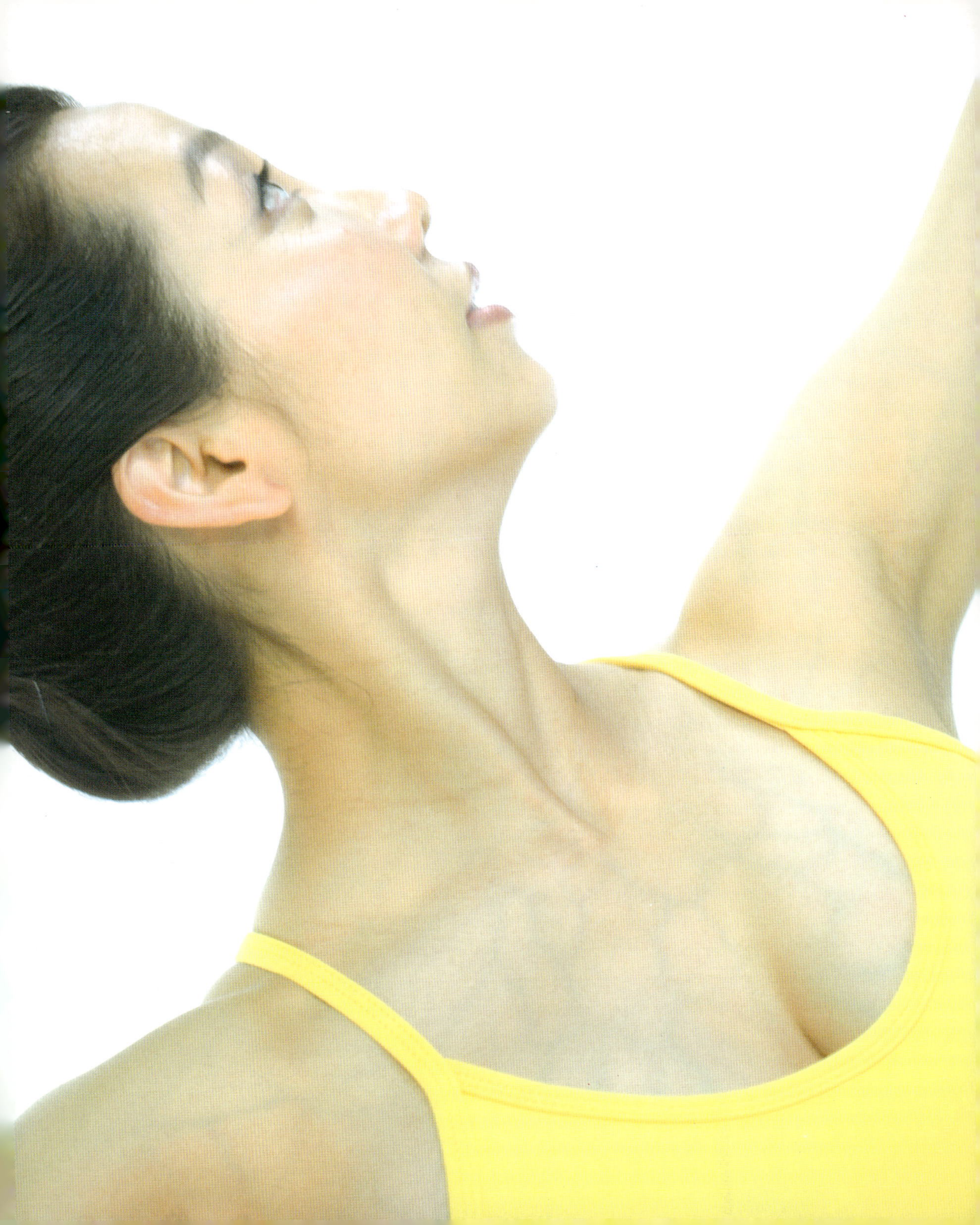

/ Part 2 /

孕妇操基本体式

怀孕期间，最重要的就是宝宝的安全和健康，但妈妈的美丽同样不可忽视。由于怀孕而日益臃肿的身体和各种病症带来的不适感，成了孕妈咪避无可避的压力。

孕期适当的运动不仅能让妈妈的子宫处于最佳状态，以守护宝宝的健康成长，而且能让妈妈摆脱疾病的困扰，拥有令人艳美的迷人身材。

那么，带上怀孕的幸福与喜悦，马上开始我们的运动之旅吧。

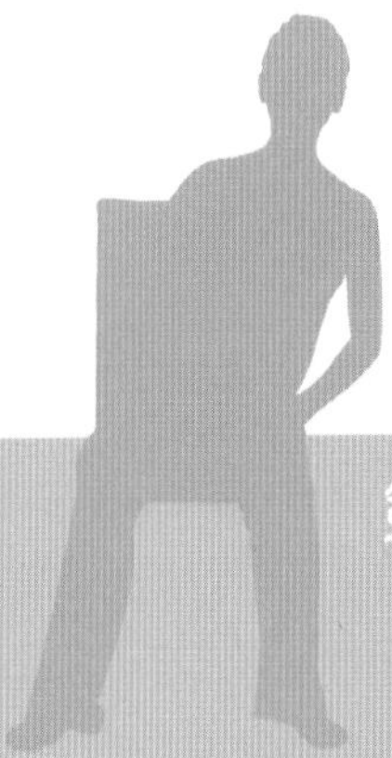

Section 1

第 1 部分

Pre Exercise · 预备练习

呼吸、姿势说明

正确的呼吸与到位的姿势是学习孕妇操的基础。

孕妈咪的体姿决定子宫的位置，并且对血液循环产生直接的影响。

运动过程中，孕妈咪呼吸到的新鲜而充足的空气，可以使宝宝的营养供给更加流畅、充足，能有效促进宝宝的健康发育。

本部分内容，将帮助我们在正式进入孕妇操之前，熟悉正确的呼吸法与基本姿势。

正确的呼吸与姿势，不仅能给心脏温柔的按摩，而且能使身体得到彻底放松，帮助妈妈以平和的心态迎接因怀孕带来的身体变化，让妈妈与宝宝一起度过一个健康、愉快的孕期。

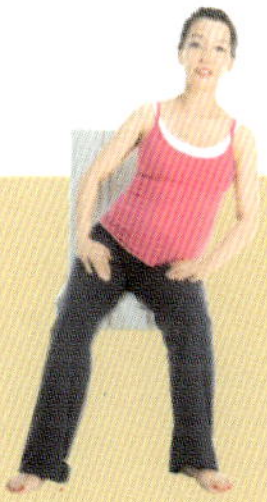

• 为宝宝提供新鲜的空气

随着肚中宝宝日益长大，妈妈需要呼吸更多的空气。

熟练运用呼吸法，可以给宝宝提供更充分的新鲜空气，同时也可以帮助妈妈改善因怀孕而日趋僵硬的肌肉，还可以有效控制妈妈怀孕过程中的情感起伏。

在分娩时坚持使用规律的呼吸法，可以起到缓解阵痛的作用。

• 妈妈的姿态决定宝宝的姿态

要想使子宫内的环境维持在一个健康的水平，妈妈的姿势非常重要。如果妈妈的姿势不舒服，或者不正确的话，宝宝也会感到不舒服。

随着宝宝慢慢长大，妈妈的肚子会渐渐变大，身体重心会逐渐后移，背部也渐渐变弯，腰部承受的重力将会变大，妈妈的体形会因此弯曲变形，肚中宝宝的姿势也会随之受到影响。所以，孕妈咪要常常有意识地调整自己的姿势，保持直挺的身形。

• 练习列表

使呼吸舒畅的运动：感受呼吸 | 手握毛巾呼吸操

稳定姿态的运动：检查坐骨 | 姿势认知

Step 1 / 感受呼吸

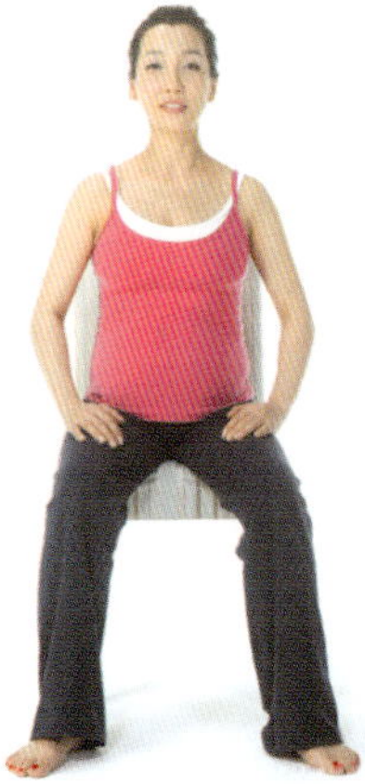

1

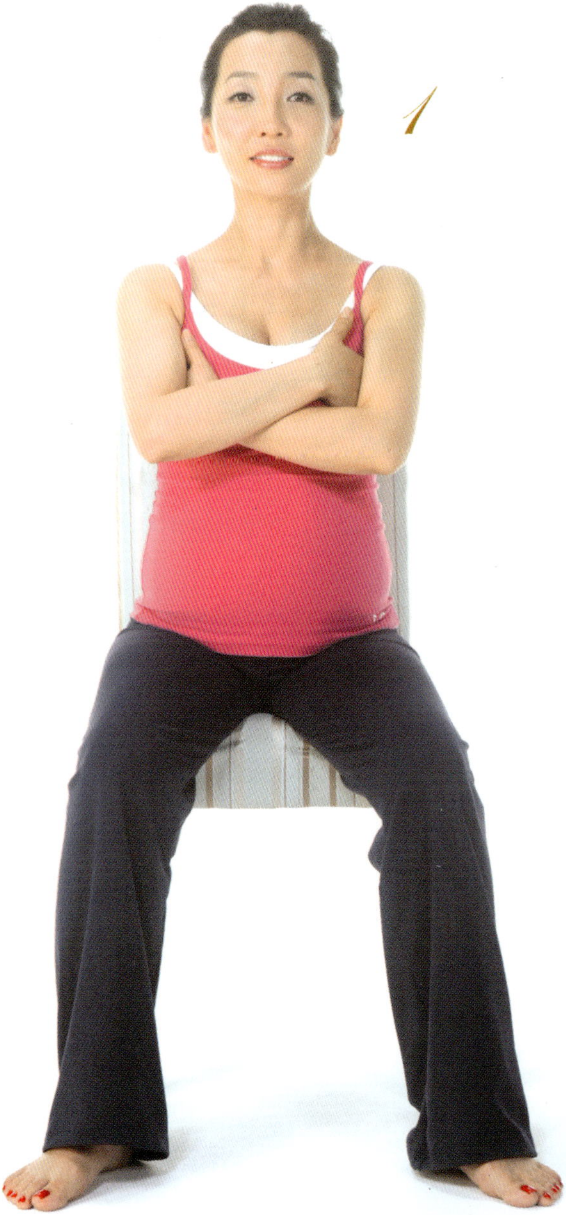

Ready · 准备

- 在椅子上坐好，将重心置于尾骨之上。
- 腹部收紧，上身保持正直。

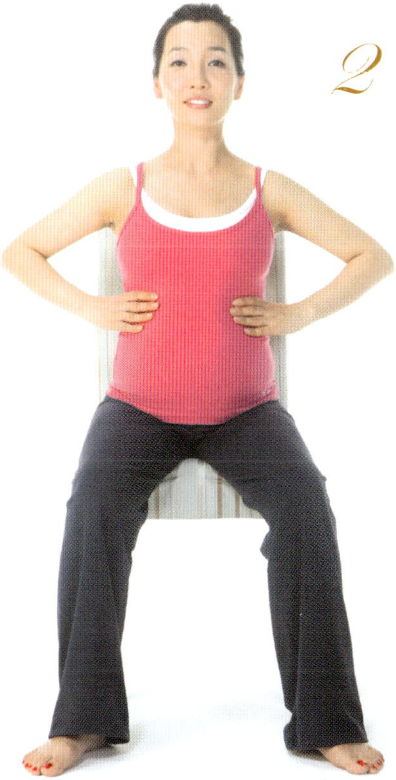

2

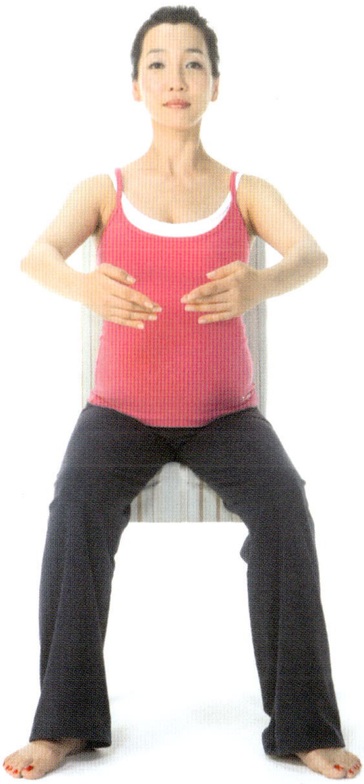

3

Exercise · 动作要领

1. 将手置于两侧腋下，用鼻子吸气，用口呼气，呼气时两肩自然垂下，慢慢放松。
2. 将手放在肋骨处，缓慢吸气，感觉胸腔在慢慢膨胀；缓慢呼气，感觉胸腔在慢慢收缩，身体在渐渐变长。
3. 接下来，吸气，双手离开肋骨，慢慢打开胸部，想象自己在进行山林浴。
4. 双手手臂最大限度打开，呼气，将两臂收回。

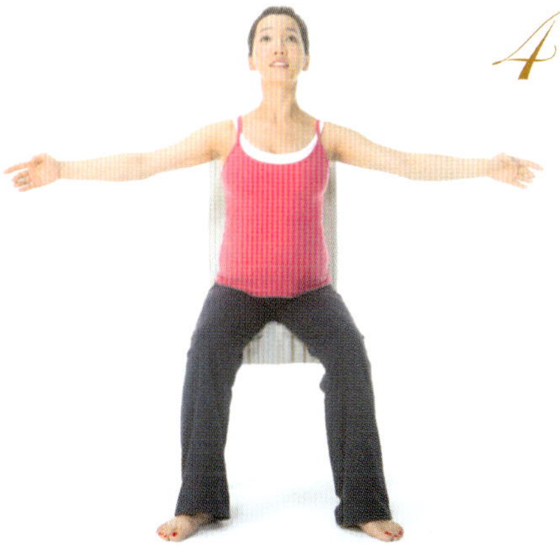

4

Step 2 / 手握毛巾呼吸操

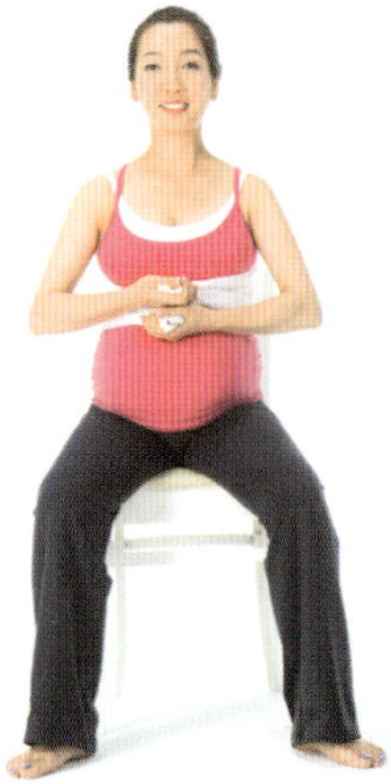

1

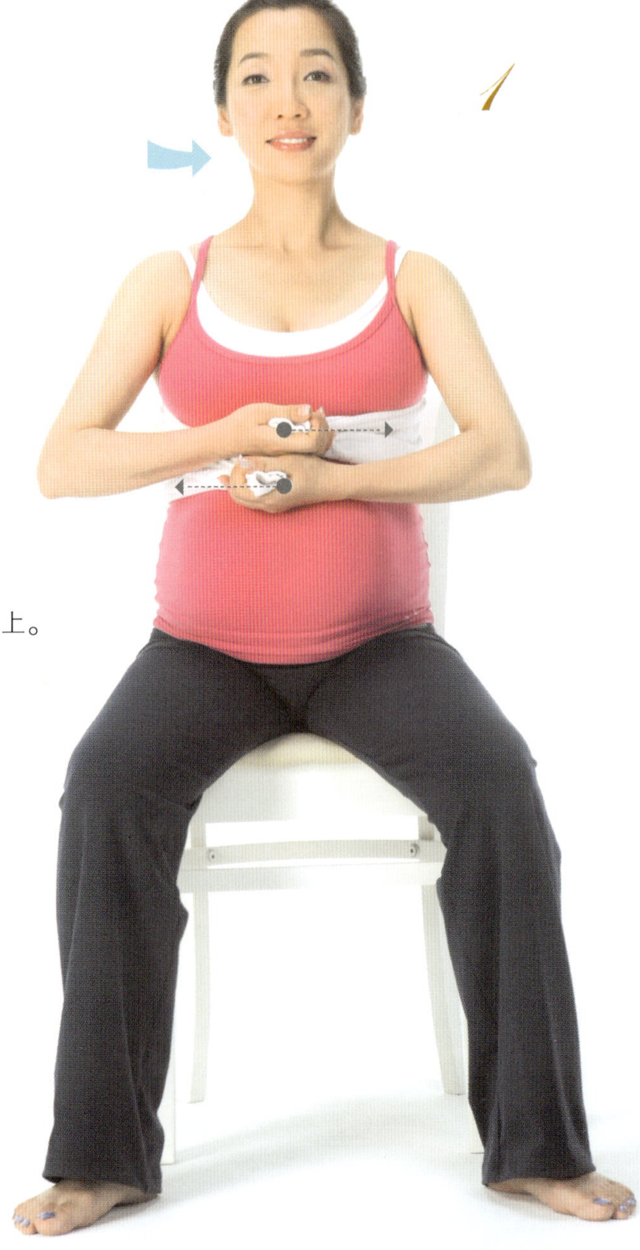

Ready · 准备

- 在椅子上坐好，将重心置于尾骨之上。
- 腹部收紧，上身保持正直。
- 用毛巾围住肋骨部位。

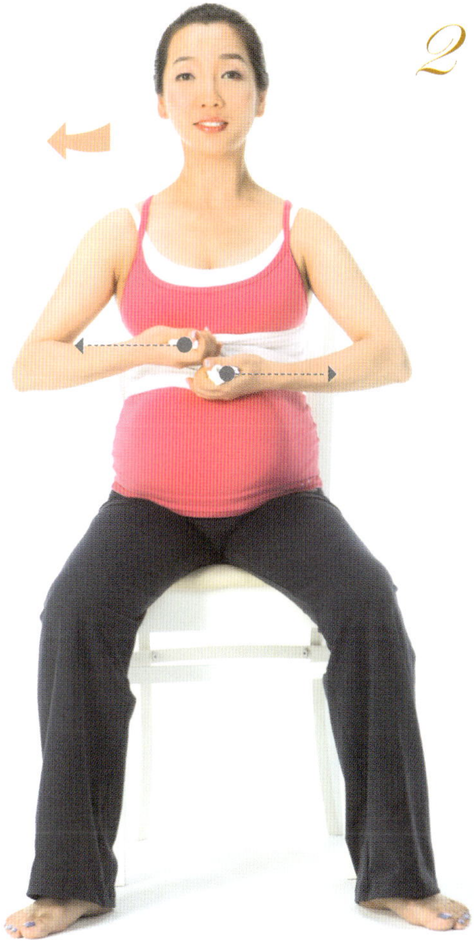

Exercise · 动作要领

1. 缓慢吸气，感觉肋骨在慢慢膨胀，感受毛巾被膨胀的肋骨撑开的感觉。
2. 缓慢呼气，拉紧毛巾，感觉肋骨在慢慢收缩。

★ 通过毛巾传递的舒紧来感受肋骨的变化。

Step 1 / 检查坐骨

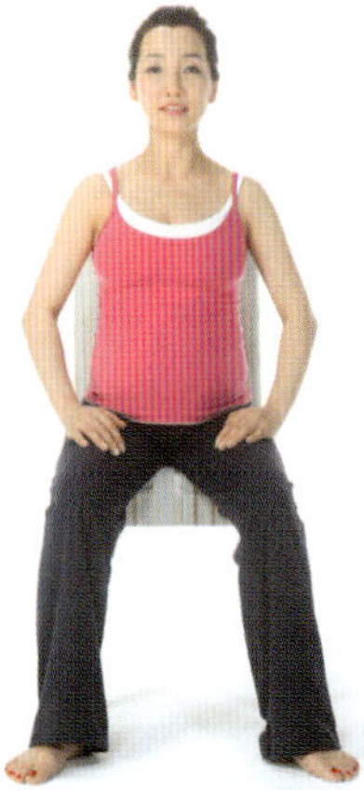

1

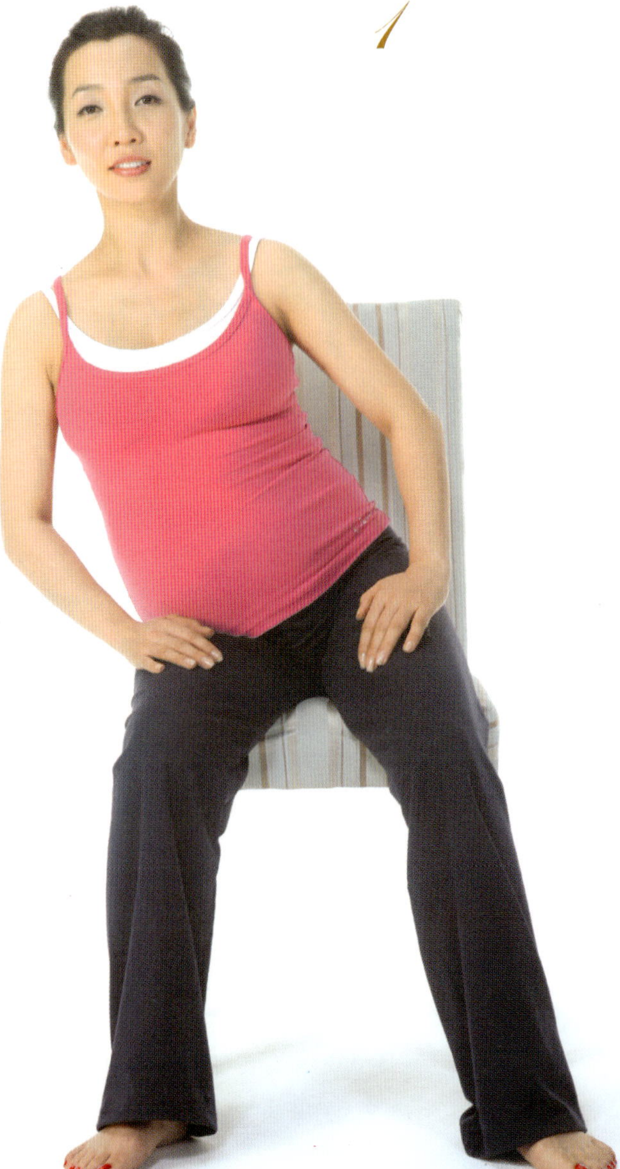

Ready · 准备

- 端坐于椅子上，双脚打开，与肩同宽。

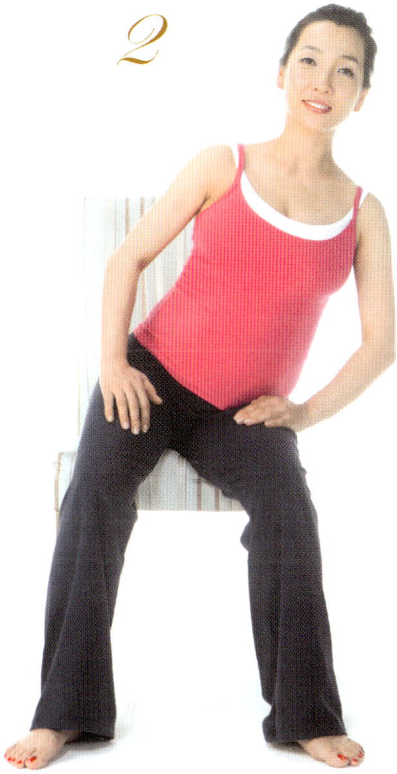

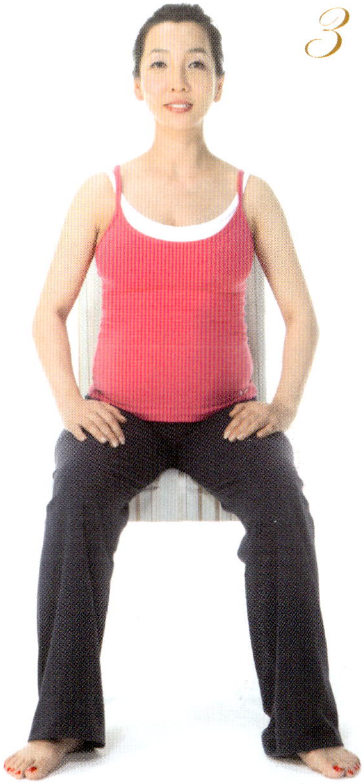

Exercise · 动作要领

1. 臀部移向一侧，感觉重心到达突出的骨骼位置即可。
2. 臀部移向另一侧，感觉重心到达突出的骨骼位置即可。

★ 通过两侧坐骨的左右移动，寻找位于坐骨中央的尾骨的位置。

3. 重心置于尾骨上，想象尾骨之上的脊椎骨一块一块向上叠加，慢慢延伸至头部，最后轻轻地停驻在脊椎上方。

Step 2 / 姿态认知

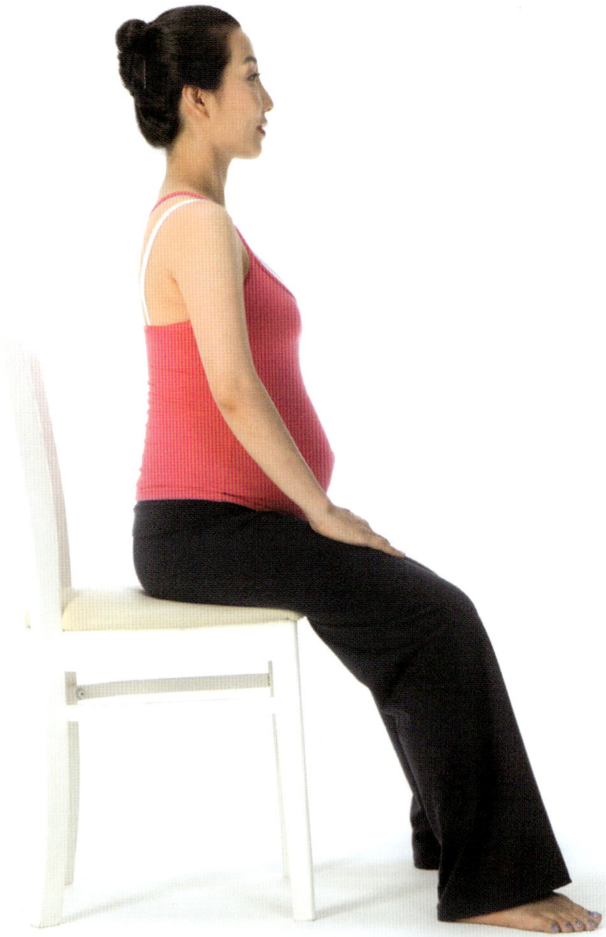

GOOD · 正确姿态

- 腰部挺直，重心置于尾骨之上坐下，只有保持这样的姿势才是正确的。

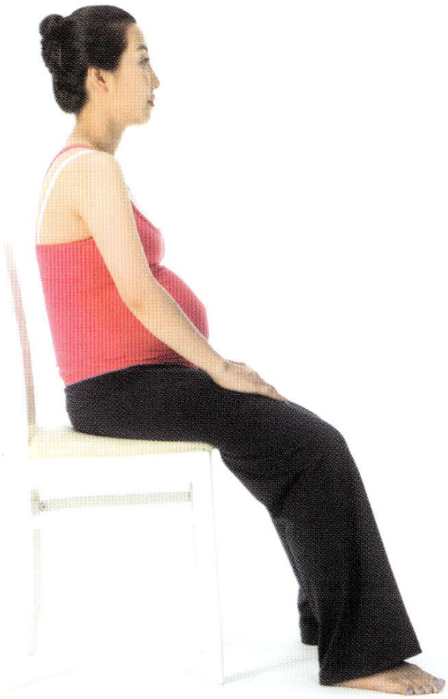

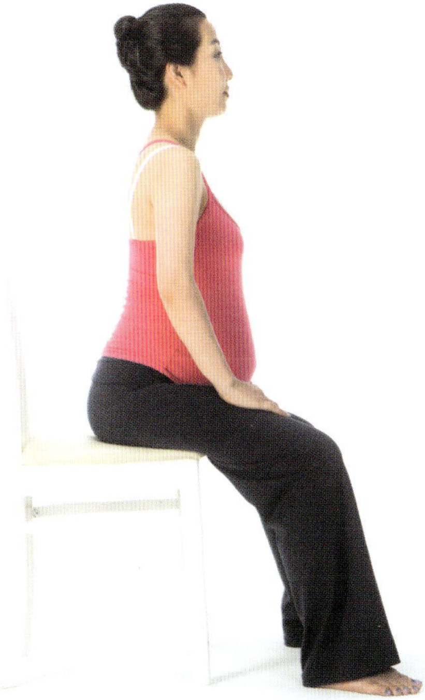

NO GOOD · 错误姿势

- 如果腰部后屈，会令宝宝感觉不适。
- 如果腰部前推，会诱发腰痛，不利于宝宝生长发育。

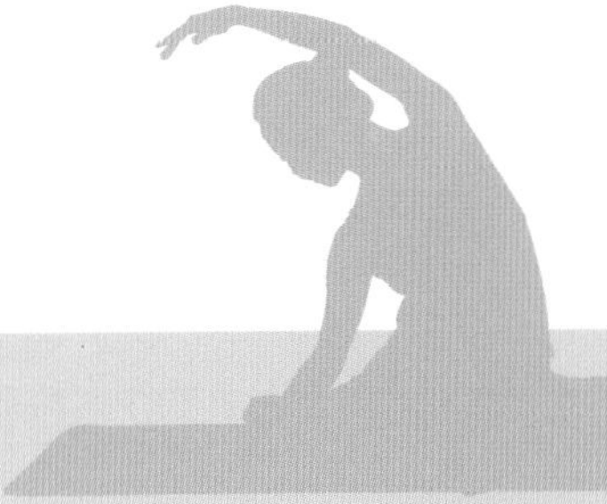

Section 2

第2部分

Upper Body · 上体运动

肩、胸、腰、背部运动

怀孕过程中，孕妈咪全身的骨骼都在发生着巨大的变化。

孕妈咪胸部和腹部增大的同时，身体还要全面承受体形变化带来的影响。相应的，体形的变化会导致孕妈咪身体姿态产生变化。

如果让这种变化毫无节制地发展，不但会使子宫内环境日趋恶化，令宝宝感到不适，而且会使孕妈咪产后身材无法正常恢复。

为了维持健康而且优美的身姿，孕妈咪在怀孕过程中就要开始做好对身体的管理。

只要每天坚持按本书的介绍练习，即可有效防止体重过度增长，增强子宫营养，给宝宝提供一个健康成长的环境。

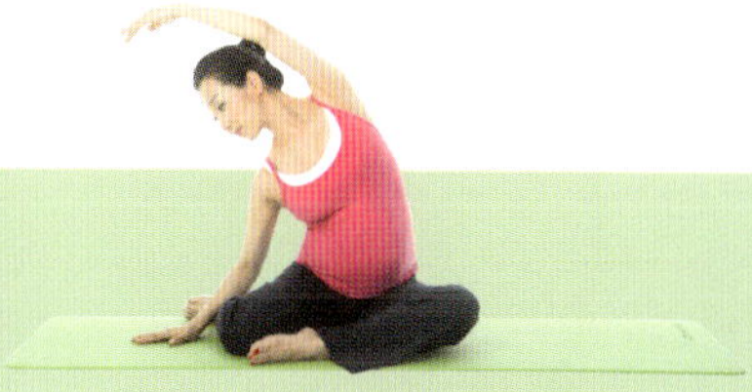

• 健康子宫，给宝宝最贴心的呵护

孕妇操最大的目的在于矫正孕妈咪的姿态。如果妈妈的姿态不好，子宫周边的血液循环就会变得缓慢，从而无法供给宝宝充足的营养和氧气。

通过孕妇操运动可以使沉滞的淤血得到消散，僵硬的肌肉得到舒缓，从而使子宫——宝宝最初的生活环境——变得更加健康。

• 预防妊娠型痛症

随着宝宝的成长，子宫逐渐膨胀，上移到肚脐以上的位置。

孕妇操的上体运动可以舒展颈部、肩部、背部、腰部紧张的肌肉，放松受压迫的腰椎，使脊椎整体变得柔软而有韧性，从而使腰痛症状得到缓解。

有一点需要提醒孕妈咪注意：在进行上体运动时，背部一定要保持平直，这样肩部周边才能得到最大范围的活动，对此请一定铭记在心。

• 练习列表

放松沉重的肩部：配合呼吸活动颈部 | 肩部运动1 | 肩部运动2 | 肩部运动3 | 触肩转体 | 单臂伸展 | 猫式单臂穿越

放松僵硬的胸部：胸部提升运动 | 伸懒腰舒展胸部 | 胸部伸展运动 | 俯卧撑

放松酸痛的腰部：晃椅运动 | 骨盆运动 | PSOAS 伸展运动 | 猫式 | 松腰运动

放松僵硬的背部：脊椎逐一运动 | 转动上身 | 成C形侧身 | 坡形运动 | 人鱼姿势 | 双腿打开放松背部 | 骨盆提升运动 | 脊椎分解运动

Step 1 / 配合呼吸活动颈部

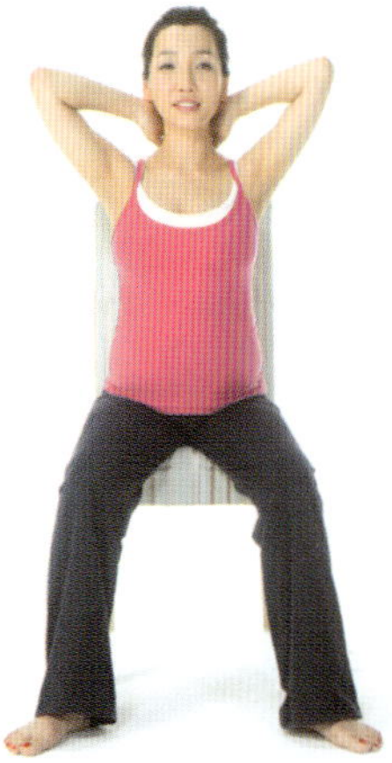

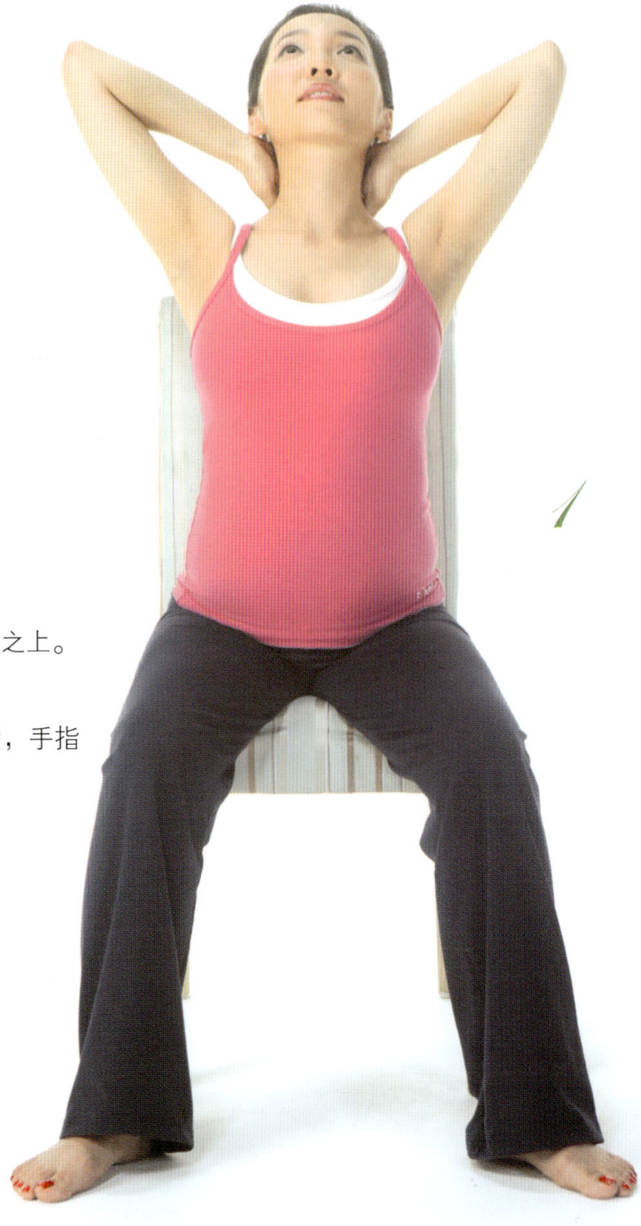

1

Ready · 准备

- 在椅子上坐好，将重心置于尾骨之上。
- 腹部收紧，上身保持正直。
- 背部平直打开，将双手放到颈后，手指交叉。

左右顺时针和逆时针方向各反复做4次

2

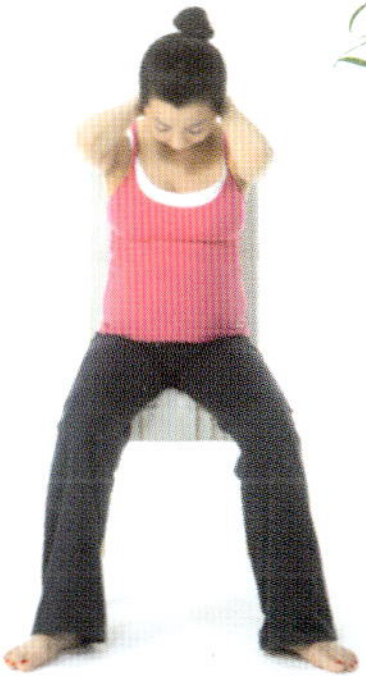

3

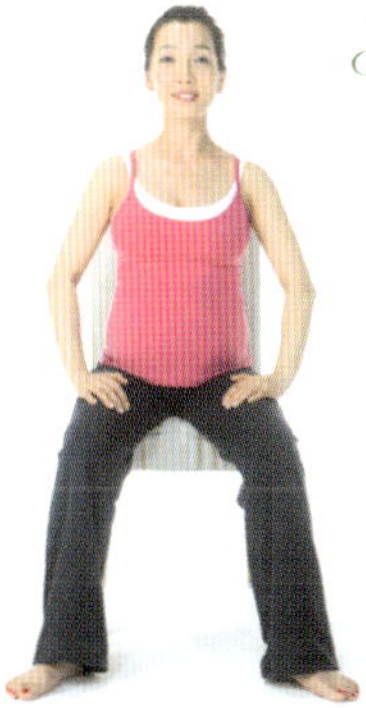

4

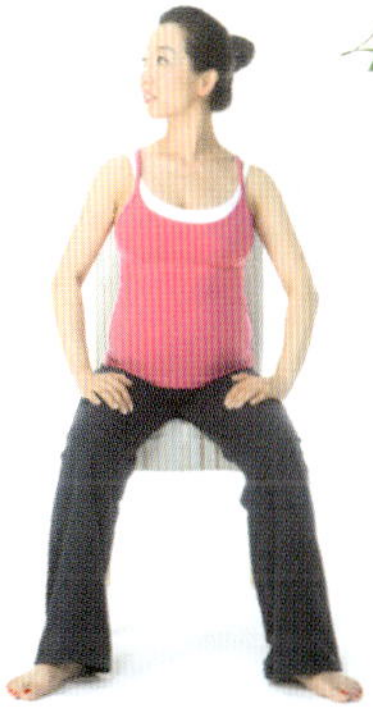

5

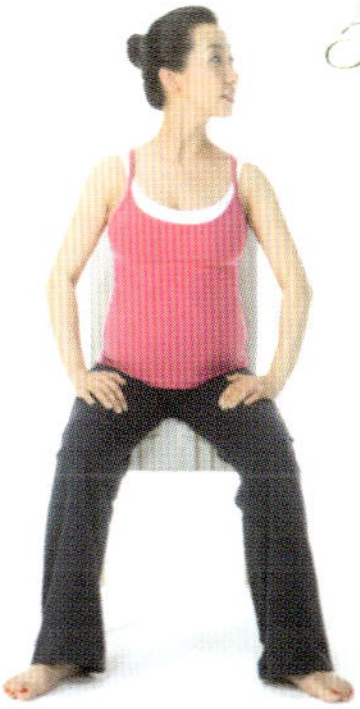

6

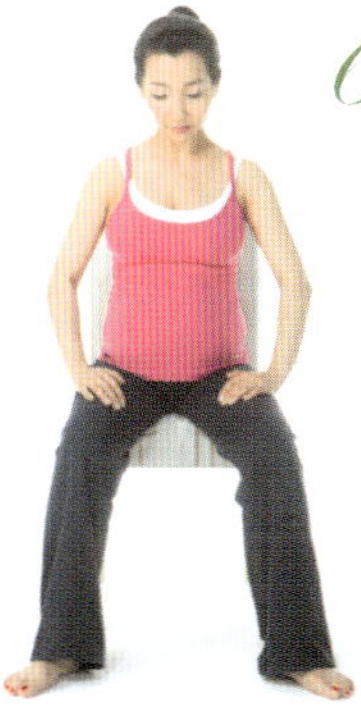

7

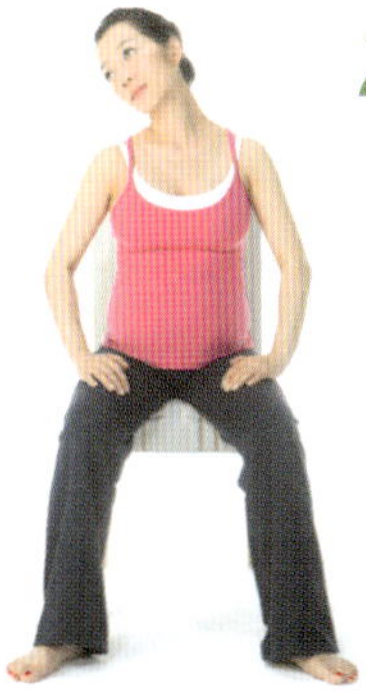

8

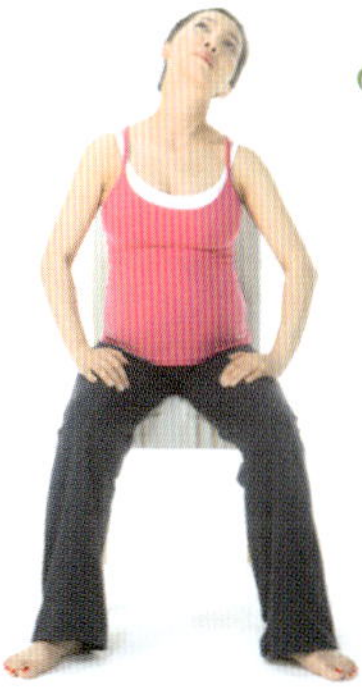

9

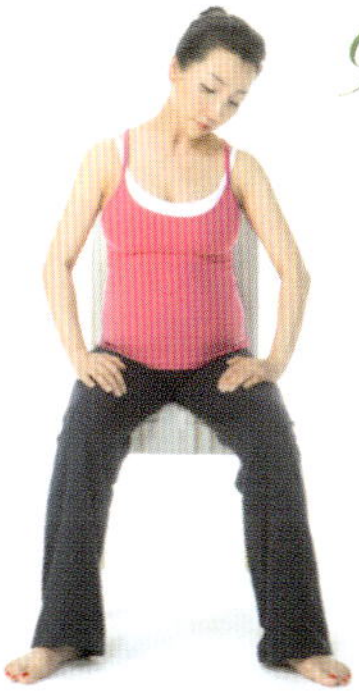

Exercise · 动作要领

1. 吸气，身体慢慢上升；呼气，脖子慢慢上移，目光向上，投向天花板。
2. 吸气，慢慢还原到准备姿势；呼气，脖子慢慢下移，想象脖子上细小的肌肉都在运动。
3. 吸气，双手置于大腿上，保持肩膀不动。
4. 呼气，头慢慢转向一侧。
5. 吸气，慢慢还原到准备姿势；呼气，头慢慢转向另一侧。

6～9. 保持肩部不动，颈部打圈式慢慢转动，直到身体能承受的最大角度。

Tip · 小帖士

- 此动作能有效缓解肩部和颈部酸痛。
- 由于呼吸和动作的平衡非常重要，在完全熟练以前请尽量保持较慢的节奏。

Step 2 / 肩部运动1

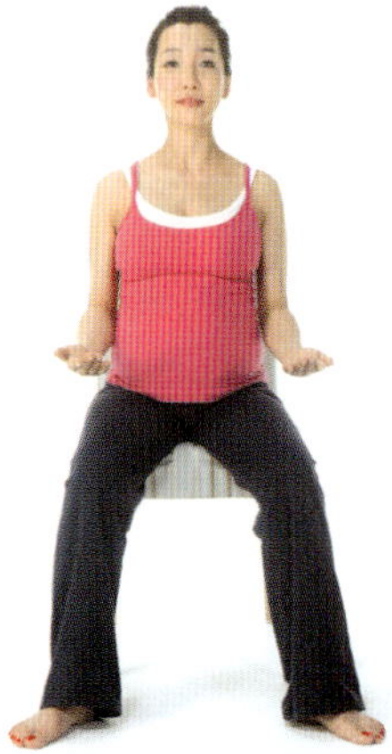

1

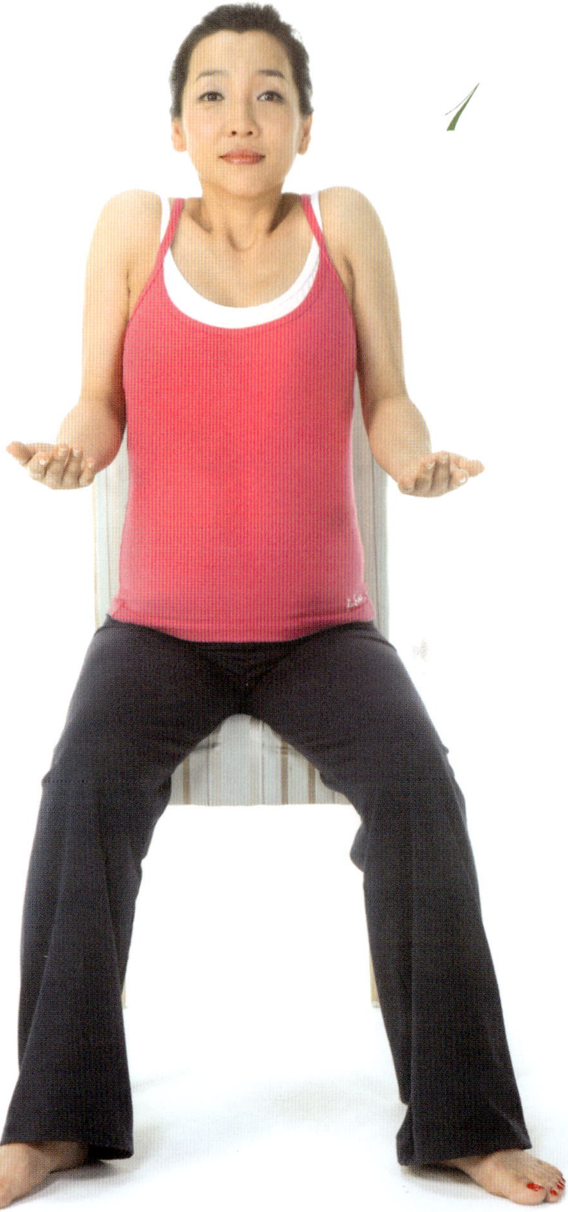

Ready · 准备

- 在椅子上坐好，将重心置于尾骨之上。
- 腹部收紧，上身保持正直。
- 肘部弯曲，手向前伸出。

反复做4次

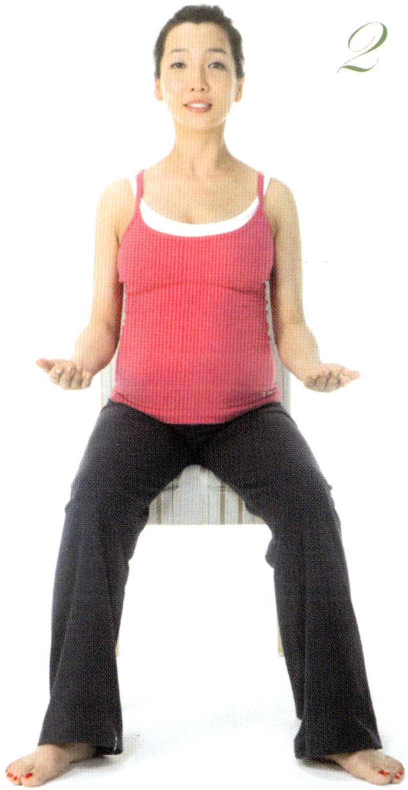

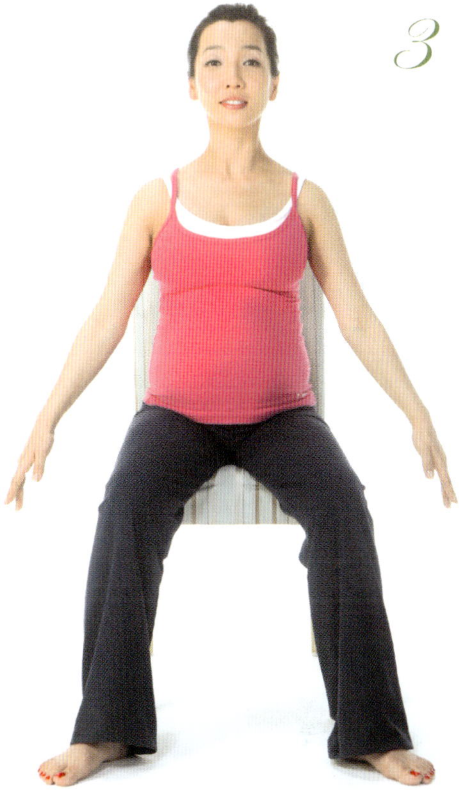

Exercise・动作要领

1. 吸气，手臂腋下夹紧，向上耸肩。
2. 呼气，保持肘部弯曲，慢慢放下肩膀。
3. 再次吸气，同时向上耸肩；呼气，打开肘部，手腕伸直，双手向下延伸，慢慢放下肩膀。

Tip・小帖士

- 练习此动作时，应夹紧腋窝。
- 如果双手抓哑铃来完成此动作，效果更佳。

Step 3 / 肩部运动2

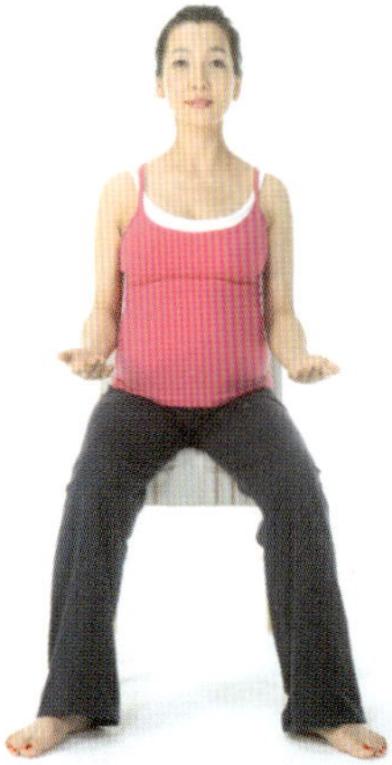

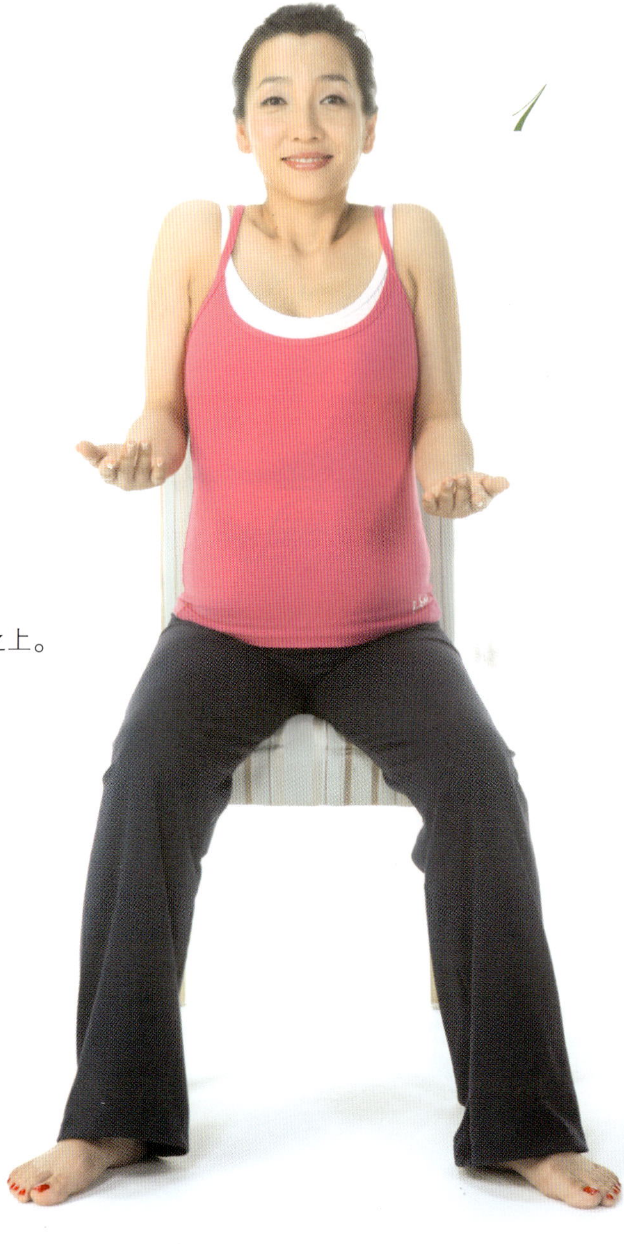

1

Ready · 准备

- 在椅子上坐好，将重心置于尾骨之上。
- 腹部收紧，上身保持正直。
- 肘部弯曲，手向前伸出。

反复做4次

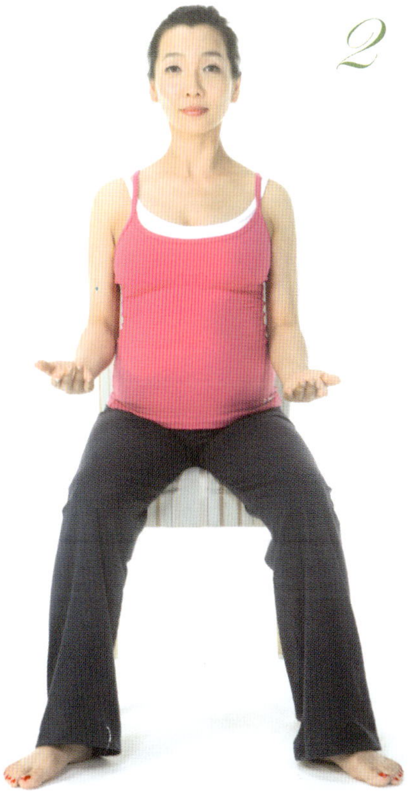

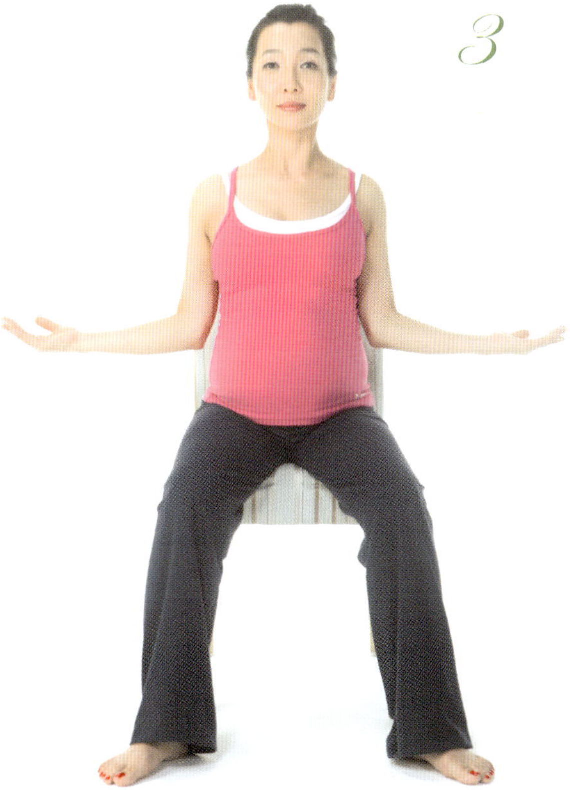

Exercise · 动作要领

1. 吸气，手臂腋下夹紧，向上耸肩。
2. 呼气，保持肘部弯曲，慢慢放下肩膀。
3. 再次吸气，同时向上耸肩；呼气，弯曲的手肘向两侧打开，慢慢放下肩膀。

Tip · 小帖士

- 此动作能柔和地舒展肩部周边肌肉，同时强化肌肉力量。

放松沉重的肩部

Step 4 / 肩部运动3

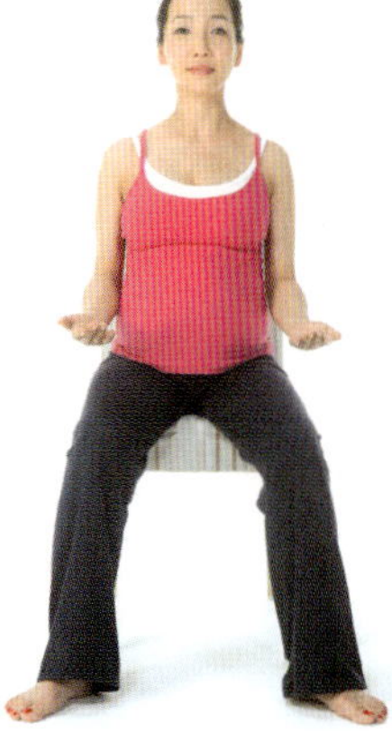

1

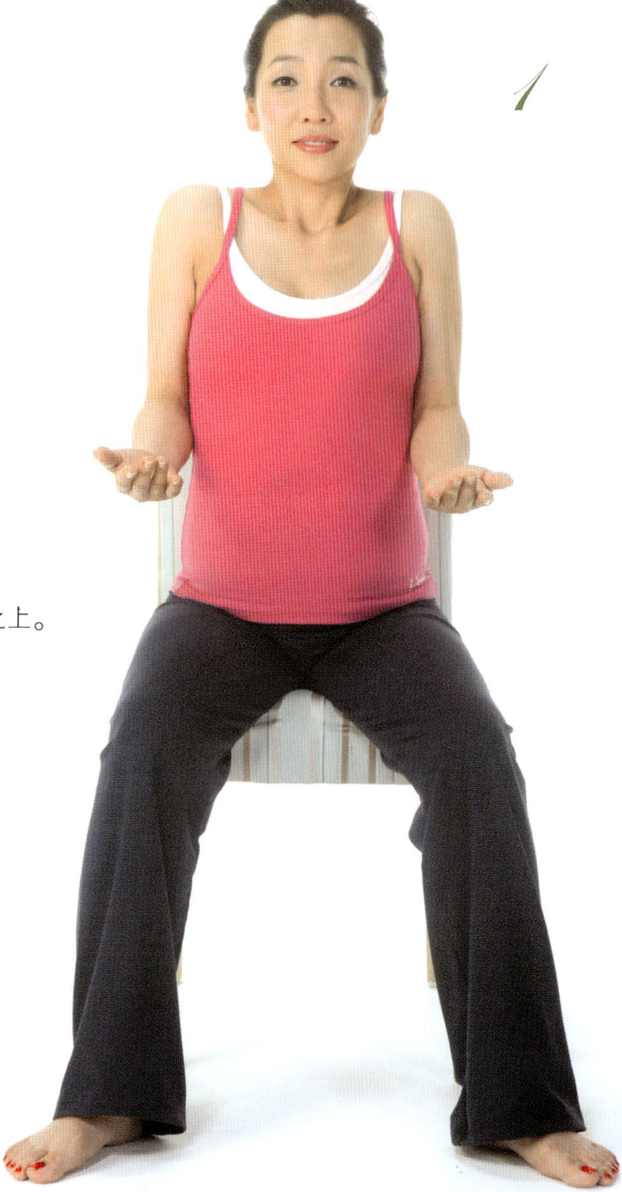

Ready · 准备

- 在椅子上坐好，将重心置于尾骨之上。
- 腹部收紧，上身保持正直。
- 肘部弯曲，手向前伸出。

反复做4次

2

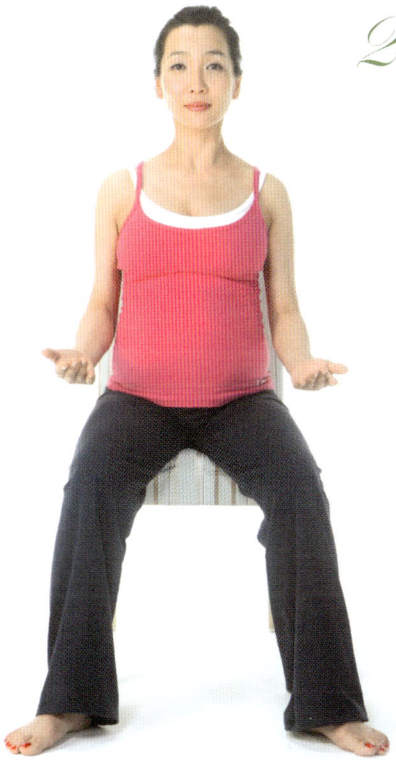

3

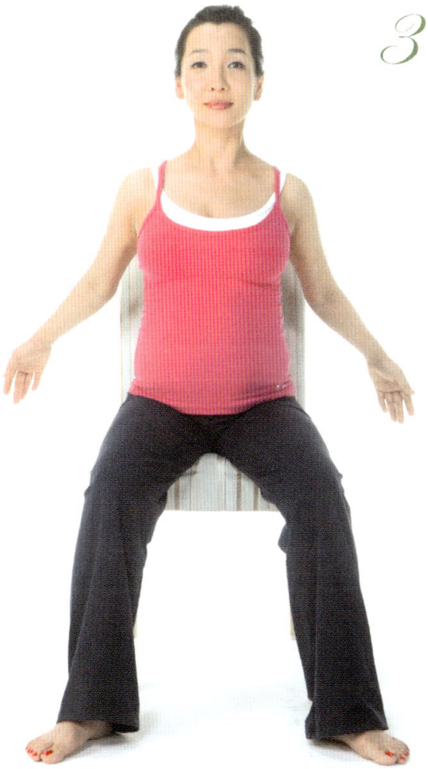

Exercise · 动作要领

1. 吸气，手臂腋下夹紧，向上耸肩。
2. 呼气，保持肘部弯曲，慢慢放下肩膀。
3. 再次吸气，同时向上耸肩；呼气，打开肘部，并放下肩膀，双臂像翅膀一样向后打开，感受背部的拉伸感。

Tip · 小帖士

- 此动作舒展弯曲的肩部，同时能让手臂充满弹性。
- 注意手臂活动时，背部要尽可能保持平直。

放松沉重的肩部

Step 5 / 触肩转体

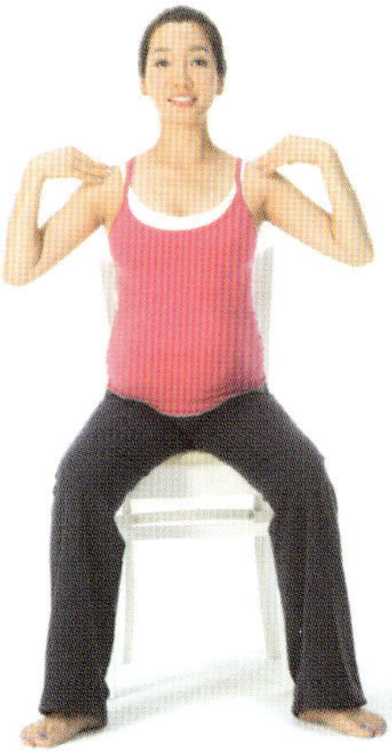

1

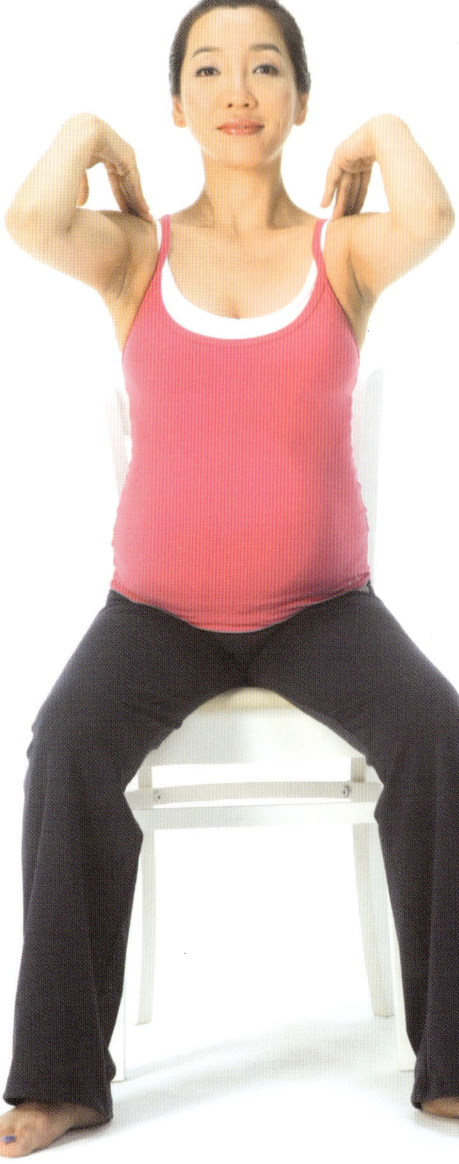

Ready · 准备

- 在椅子上坐好，将重心置于尾骨之上。
- 腹部收紧，上身保持正直。
- 双手置于肩上。

顺时针和逆时针方向各缓慢反复做6~8次

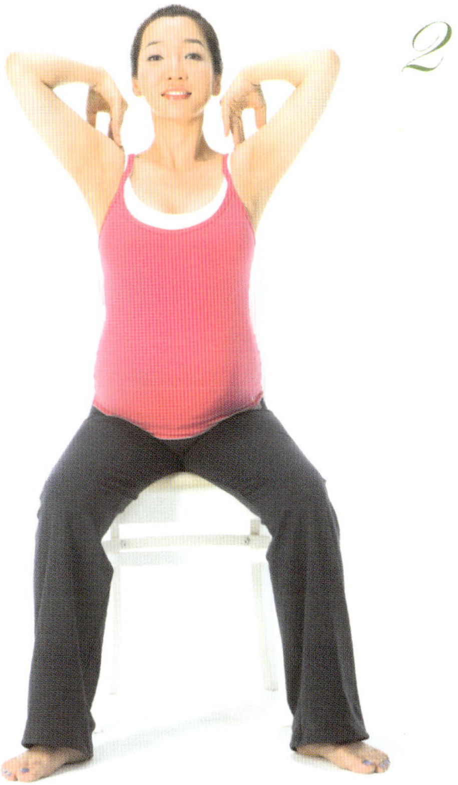

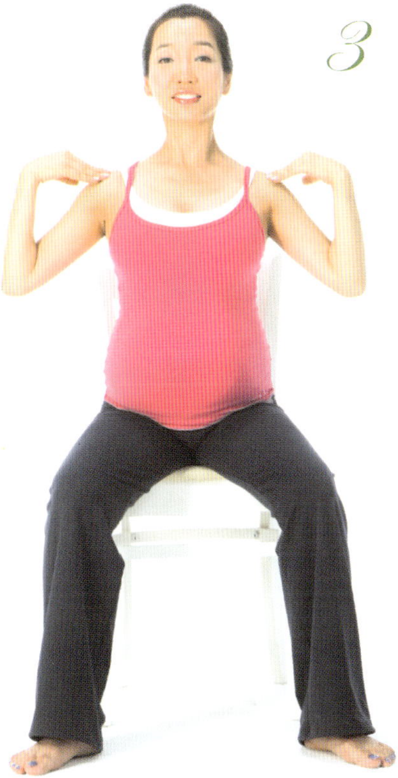

Exercise · 动作要领

1. 吸气，想象两肘做画圆式运动，肘部向前慢慢推送，手臂尽量向上抬起。
2. 呼气，肘部向后慢慢推送，直至肩部完全放松。
3. 慢慢还原到准备姿势。

Tip · 小帖士

- 怀孕期间关节会逐渐变得松弛，因此非常容易受伤，而肩部运动可以润滑关节，帮助缓解肩部的沉重感。
- 如果在运动过程中逐渐扩大肘部转动的角度范围，可以收到更好的锻炼效果。

Step 6 / 单臂伸展

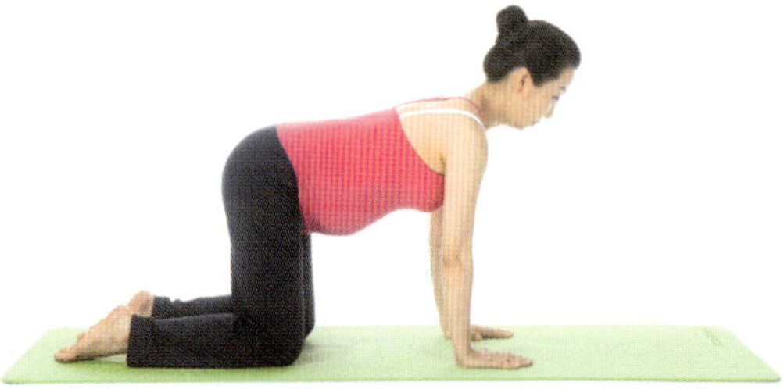

左右轮换，
反复做4次

Ready · 准备

- 膝盖触地，双脚打开与肩同宽，采取猫式，跪撑在垫上。
- 双手置于肩下，双腿放在骨盆正下方，保持这个姿势。

1

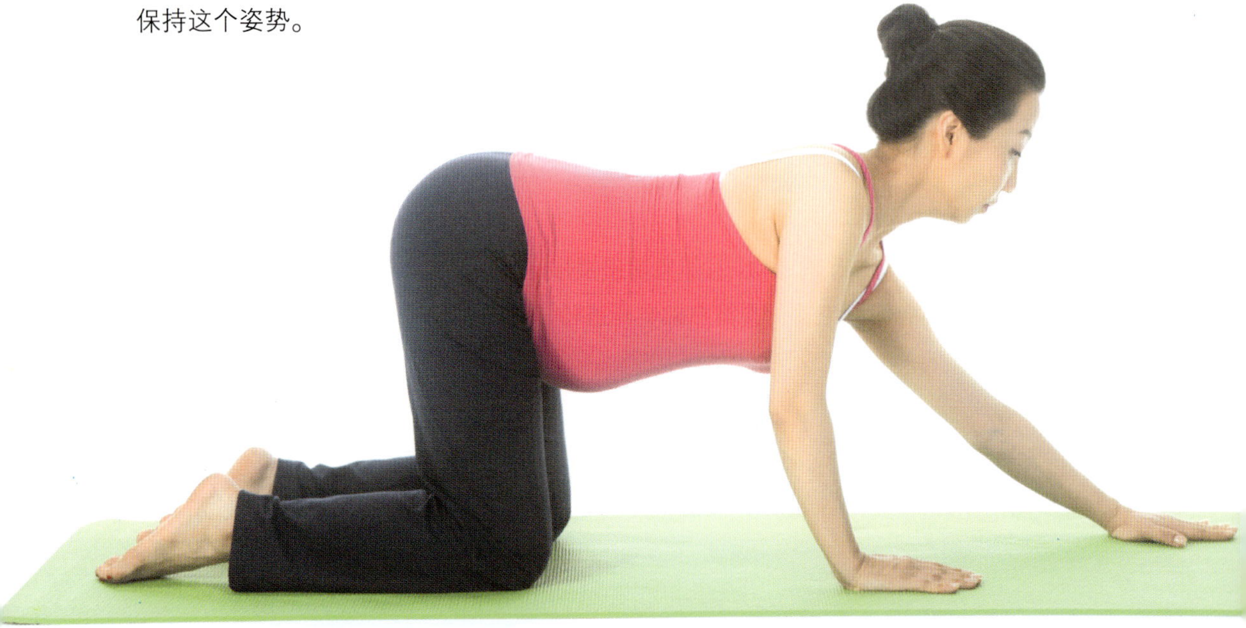

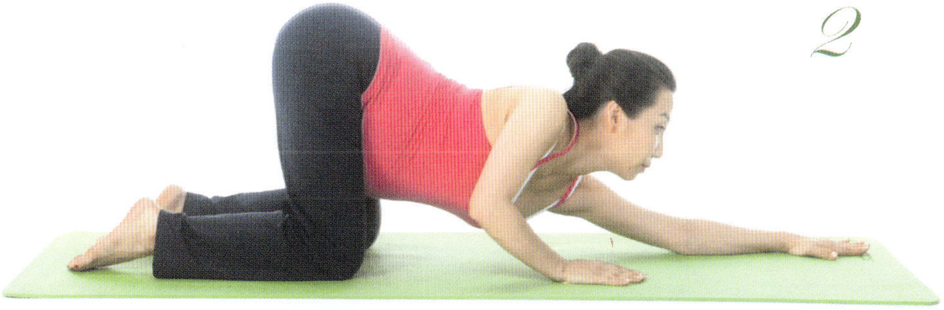

2

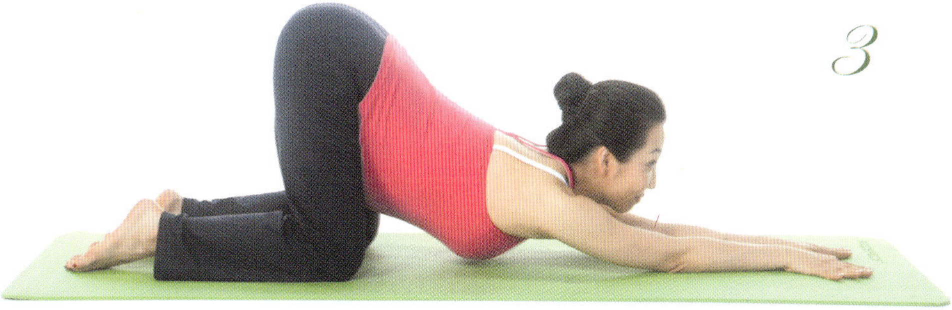

3

Exercise · 动作要领

1. 吸气，头部慢慢抬起，单侧手臂向前滑出。
2. 呼气，手臂慢慢向前伸展，直至腋下正对地面完全打开，眼睛看向手部。

★ 换另一侧手臂向前推出，重复上述动作，左右轮换，反复做4次。

3. 臀部向上，胸部向地面运动，两侧手臂同时向前径直推出，保持深呼吸5次。

Tip · 小帖士

- 此动作可以有效缓解随着乳腺发达而引发的腋窝与胸部酸痛症状。
- 此动作使整个上半身都得到完全舒展，并具有瘦身美体的效果。

Step 7 / 猫式单臂穿越

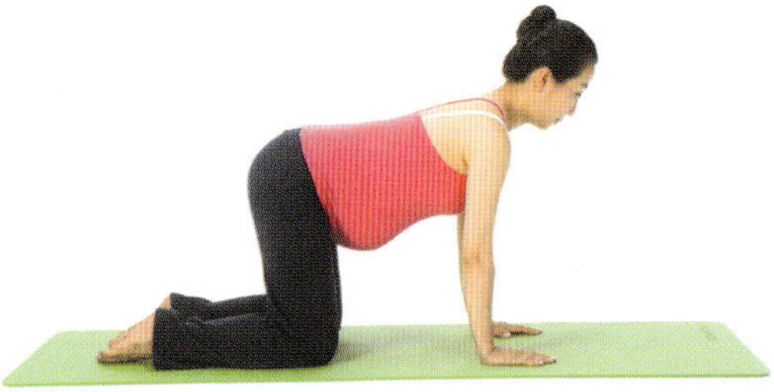

左右轮换，
反复做4次

Ready · 准备

- 膝盖触地，双脚打开与肩同宽，采取猫式，跪撑在垫上。
- 双手置于肩下，双腿放在骨盆正下方，保持这个姿势。

1

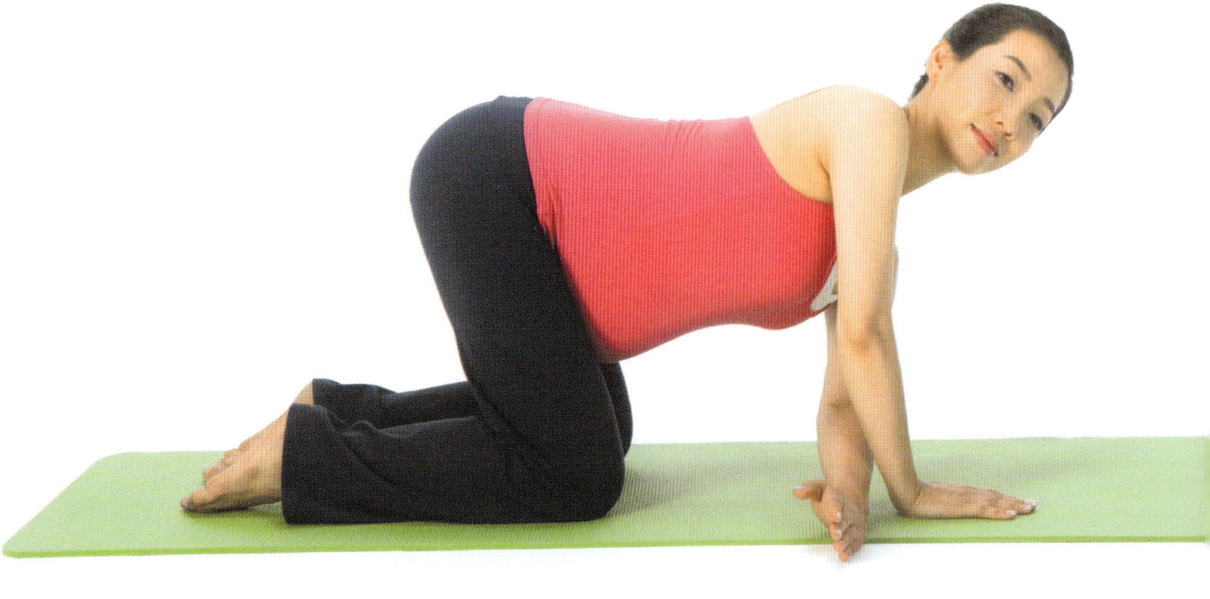

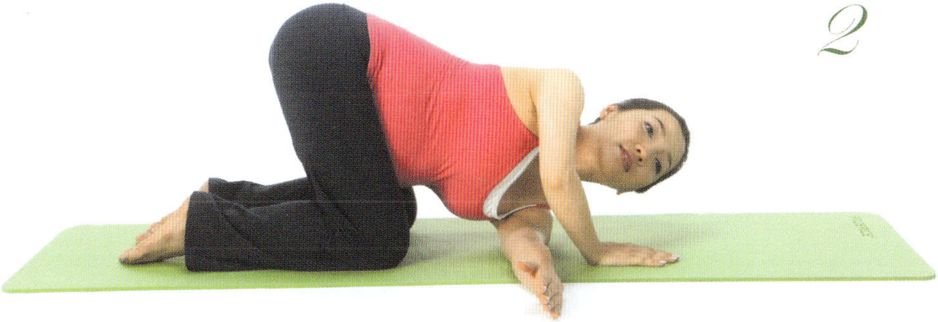

2

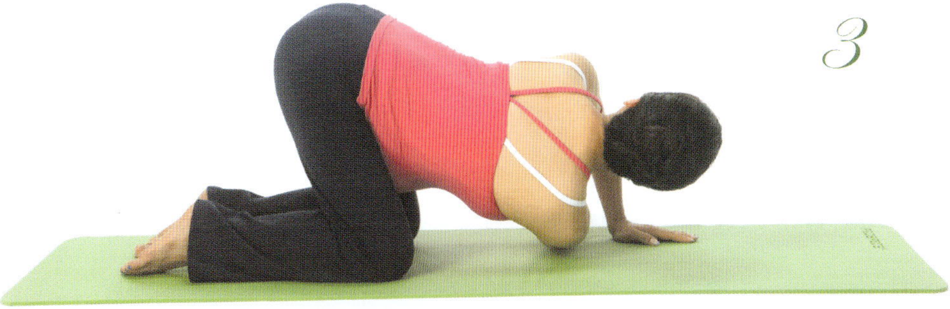

3

Exercise · 动作要领

1. 吸气，找到身体重心，做好手臂穿越的准备。一侧手臂放于另一侧肩下，头随之转向另一侧。
2. 呼气，一侧手臂从另一侧肩下穿过去，向侧面径直推出，形似擦地的动作，此时尽量使臀部向上。再吸气，缓缓拉回手臂；呼气，慢慢还原到准备姿势。
3. 换另一侧手臂，重复上述动作。

Tip · 小帖士

- 两膝盖的间距要宽，使腹部自然向下垂落，这样的姿势会使宝宝感到非常舒适。

Step 1 / 胸部提升运动

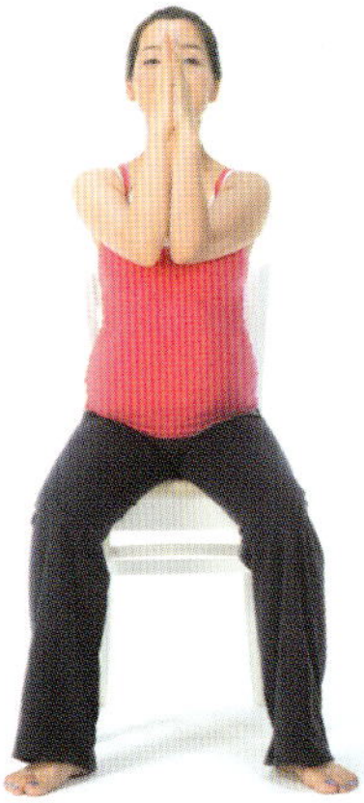

1

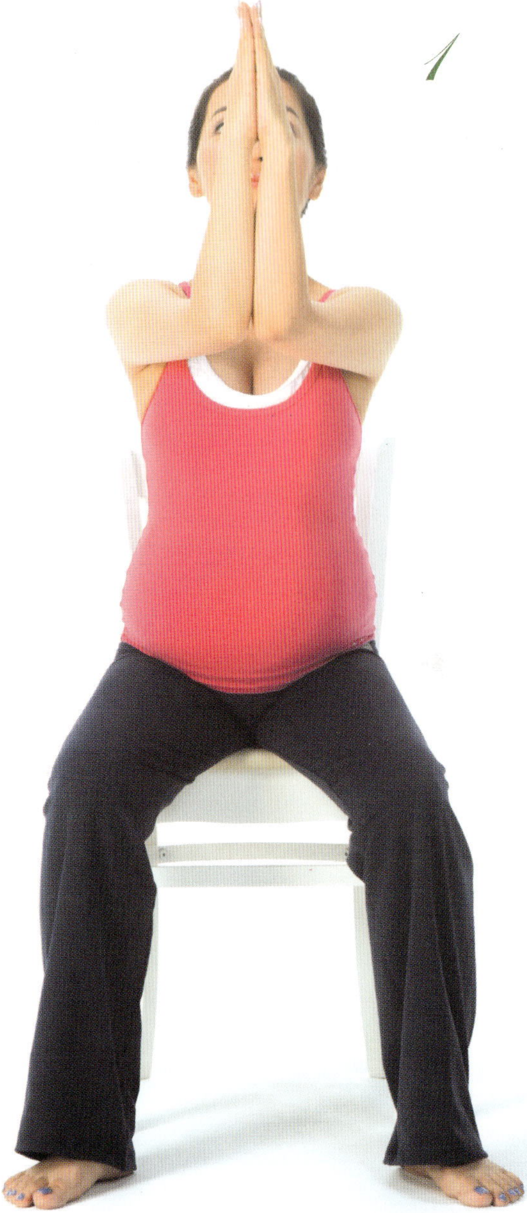

Ready・准备

- 在椅子上坐好，将重心置于尾骨之上。
- 腹部收紧，上身保持正直。
- 双臂在胸前合拢。

反复做4~6次

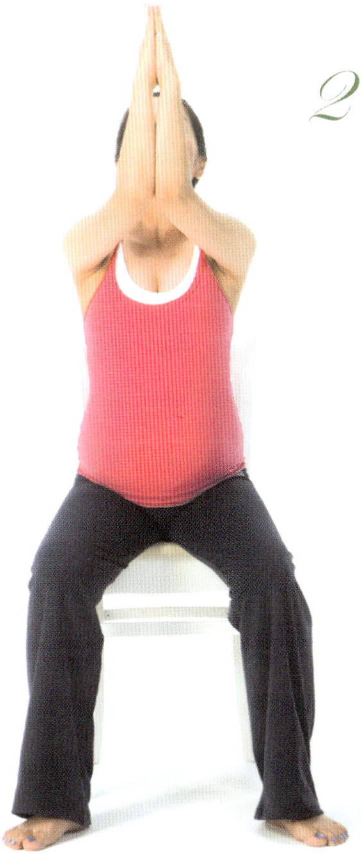

2

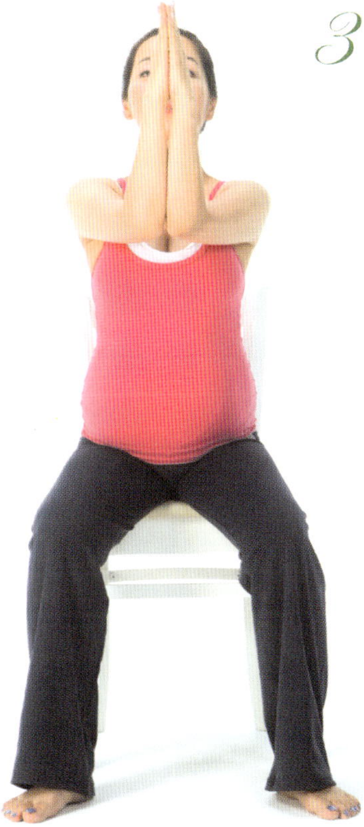

3

Exercise · 动作要领

1. 吸气，双臂并紧。
2. 呼气，双臂慢慢向上提升，将肘部尽量向鼻端靠近。
3. 慢慢还原到准备姿势。

Tip · 小帖士

- 此动作通过活动胸部周边的肌肉增强胸部的弹性，使胸形更加优美。
- 预防产后的哺乳疼痛，有利于母乳喂养，为宝宝的智力发育提供了极大的帮助。

Step 2 / 伸懒腰舒展胸部

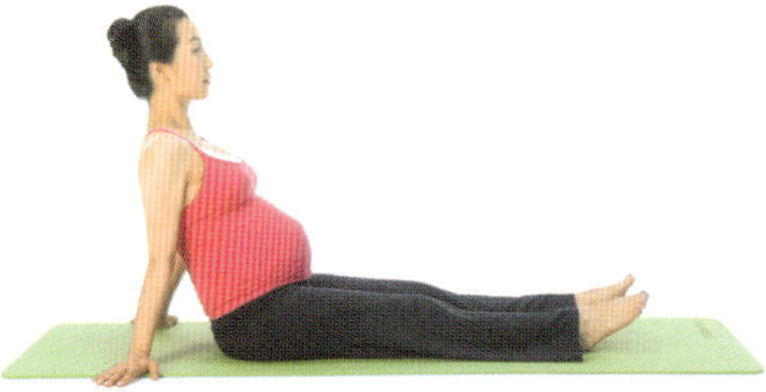

反复做4次

Ready · 准备

- 臀部坐于垫上，双手置于肩下臀后位置。

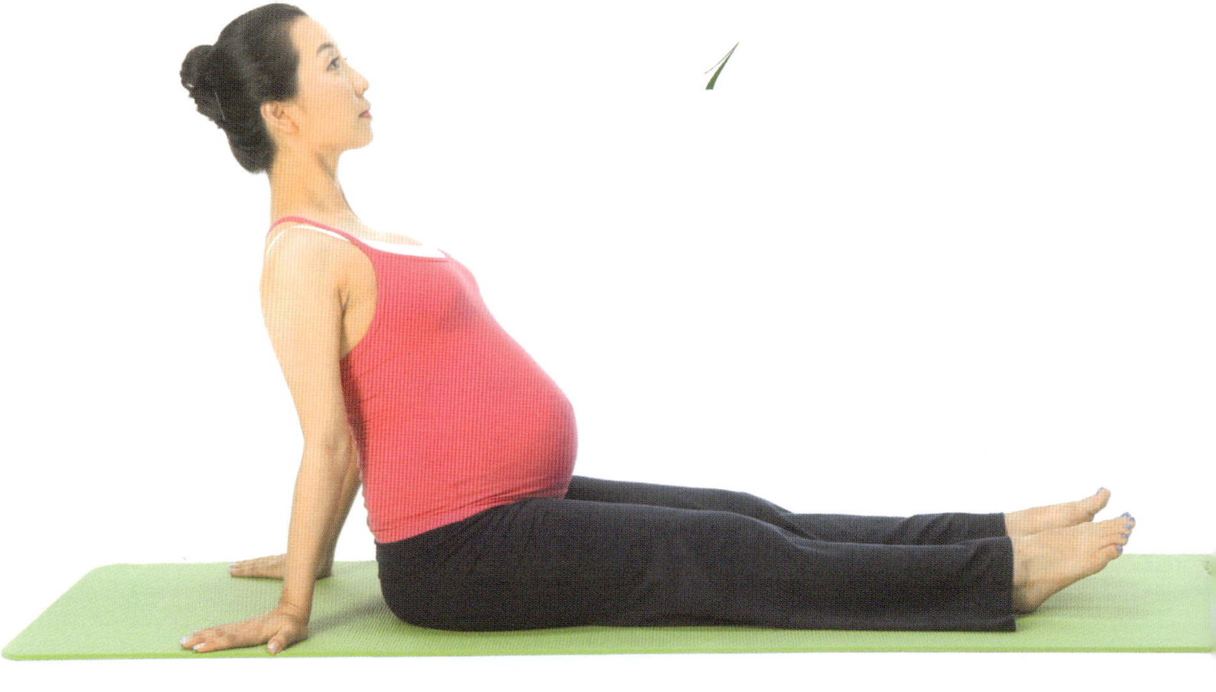

1

2

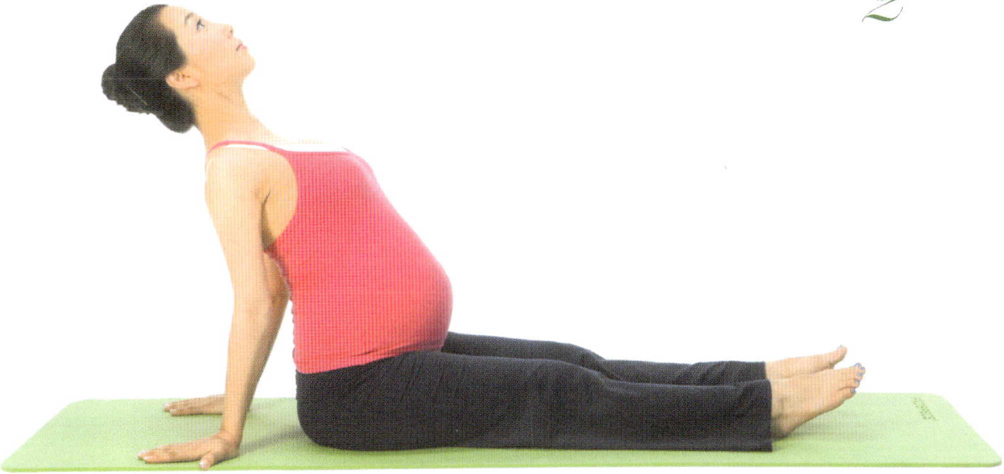

Exercise · 动作要领

1. 吸气，双手紧贴地面，身体向后用力。
2. 呼气，双手缓缓向臀部方向推进，提升胸部，慢慢增强手臂和胸部的伸展力度，尽量伸直颈部，头部朝上。

Tip · 小帖士

- 该动作同时对胸部周边的肌肉和两臂进行伸展。
- 运动过程中，臀部保持不动，一定要按照目光射线方向自然地向上看。

Step 3 / 胸部伸展运动

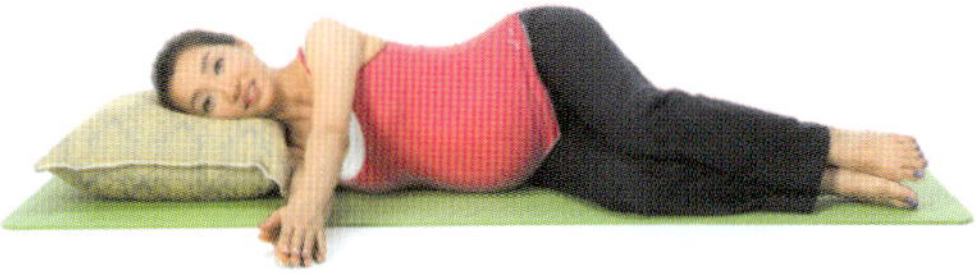

左右各反复做4次

Ready · 准备

• 侧卧后双手叠放在一起。

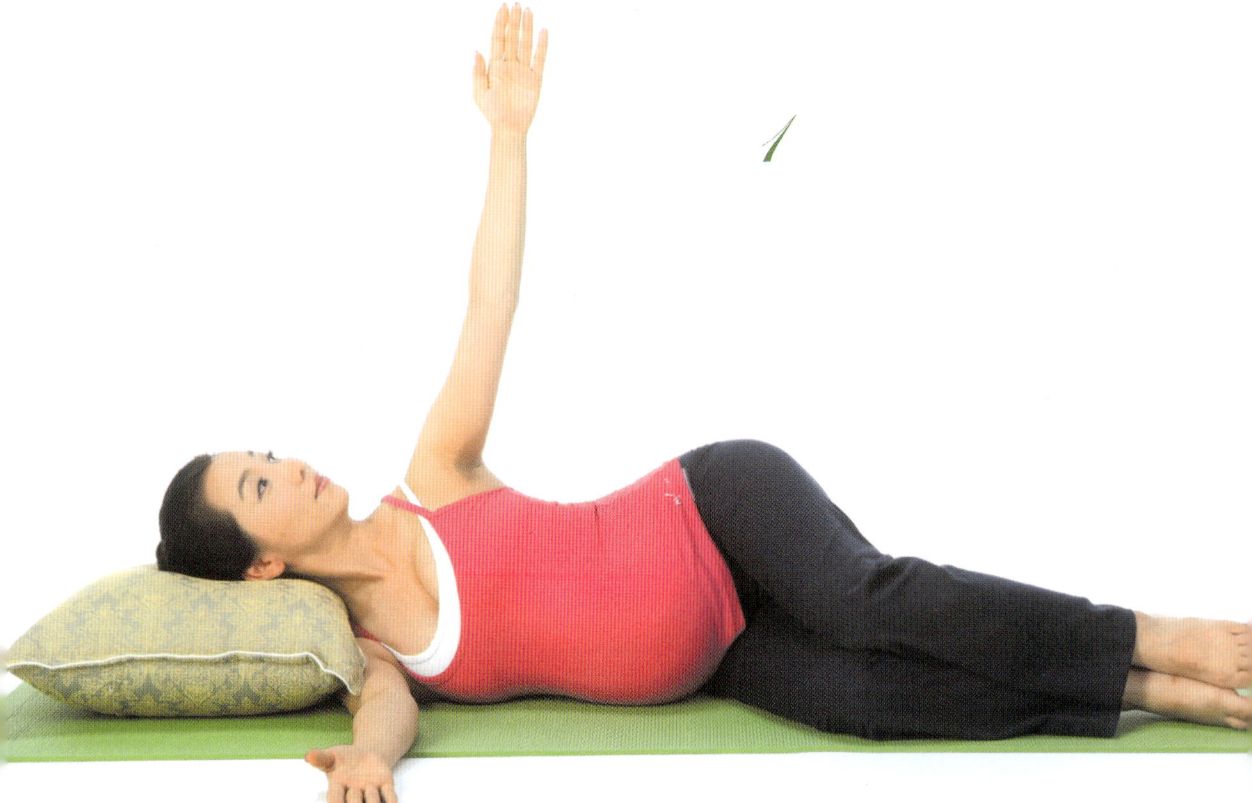

1

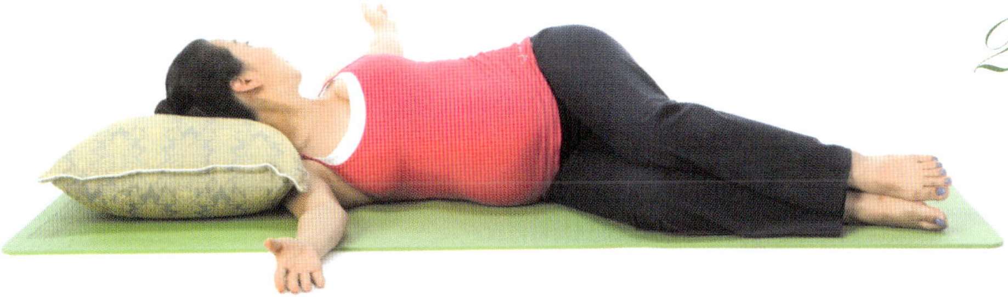

2

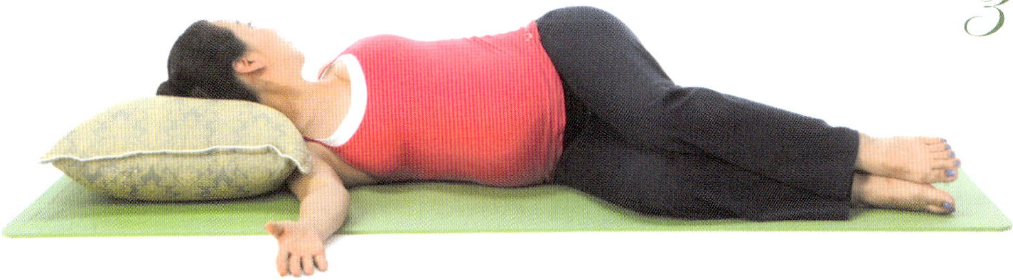

3

Exercise · 动作要领

1. 吸气，手臂向上抬起。
2. 呼气，将手臂缓缓置于身后。
3. 将手臂置于身后的同时，头部也跟着一起转动。

★ 换另一侧手臂，重复上述动作。

Tip · 小帖士

- 此动作对乳腺部位进行伸展，可以预防哺乳期疼痛，也可使孕妈咪日后母乳喂养时，感觉更加舒适。
- 整个过程中，向后伸展的手臂应缓缓地画出一个大圆，保持这样的幅度可以使运动效果更佳。
- 运动过程中，注意肋骨不要用力。

Step 4 / 俯卧撑

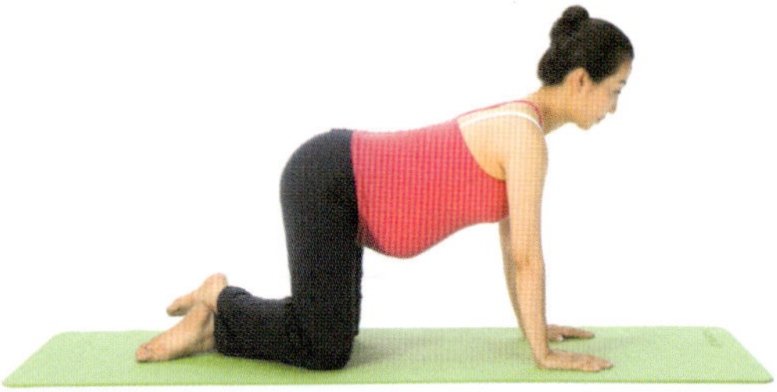

反复做4次

Ready · 准备

- 膝盖触地，采取猫式，跪撑在垫上。
- 双手置于肩下，双腿放在骨盆正下方，双脚踝关节交叉，保持准备姿态。

1

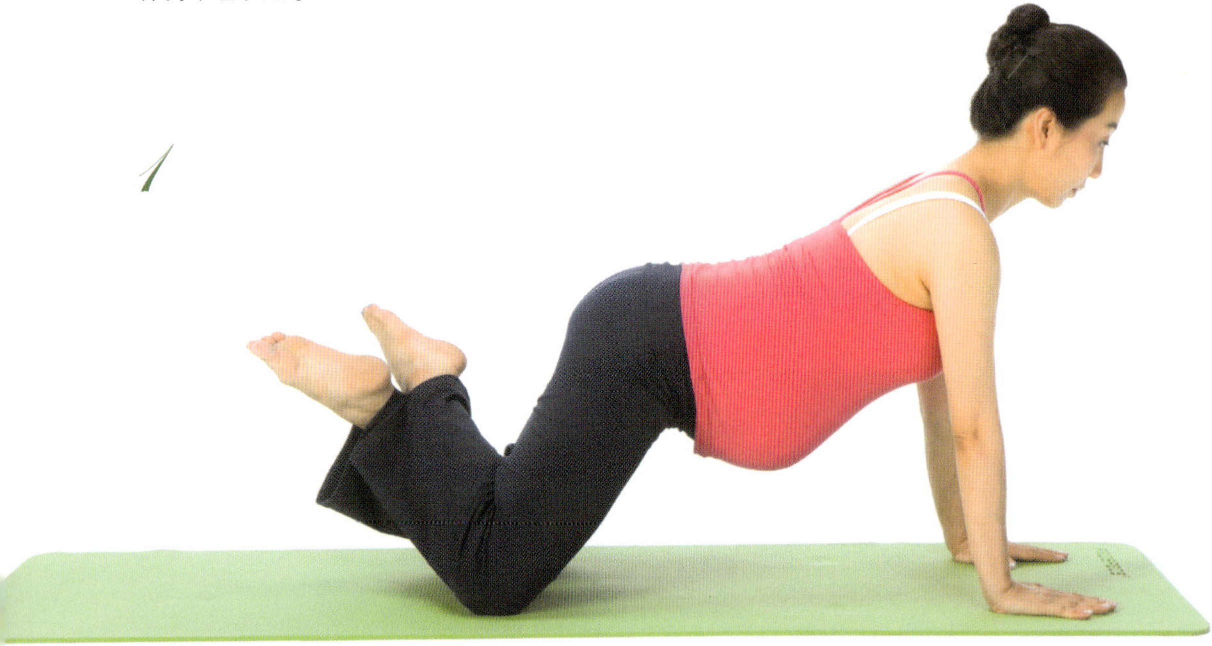

2

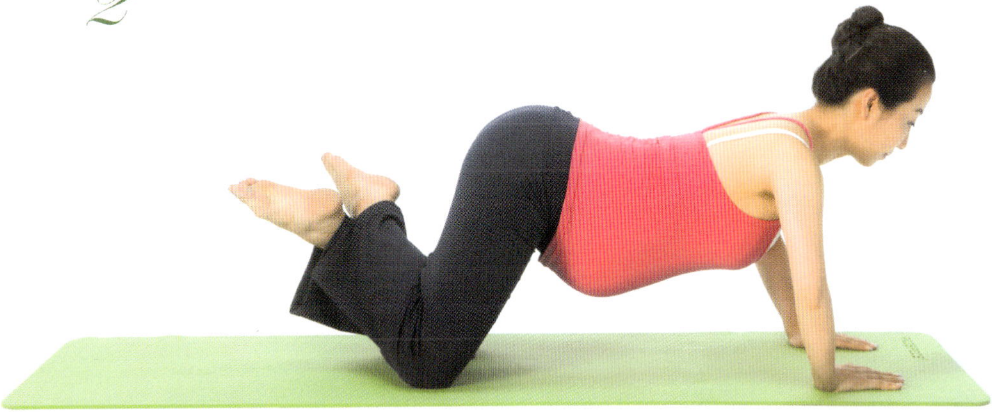

Exercise · 动作要领

1. 吸气，双脚自然向上抬起；呼气，将身体重心向双手的前侧移动，保持头颈部向前伸展。
2. 吸气，慢慢弯曲手臂；呼气，一边用手掌推撑地面，慢慢还原到准备姿势。

Tip · 小帖士

- 此动作有助于孕妈咪提高上肢、胸部、腰背和腹部肌肉力量，塑造曲线完美的香肩、背部和手臂。
- 此动作能加速血液循环，增大肺活量，改善中枢神经系统，促进宝宝健康发育。
- 在运动过程中，注意不要使腹部持续紧张，腰部尽量不要前推，也不要抬高肩部。

放松酸痛的腰部

Step 1 / 晃椅运动

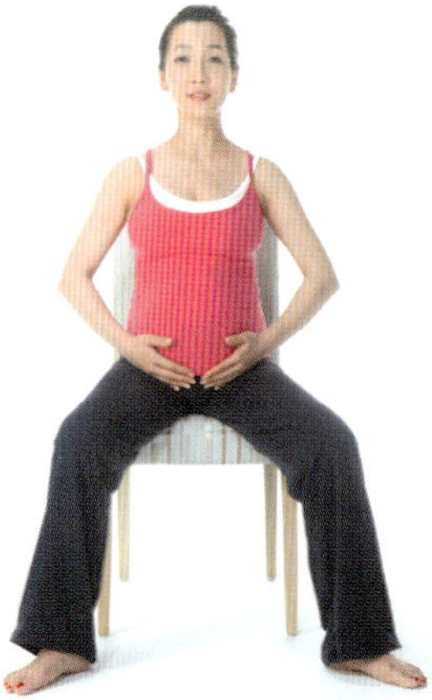

1

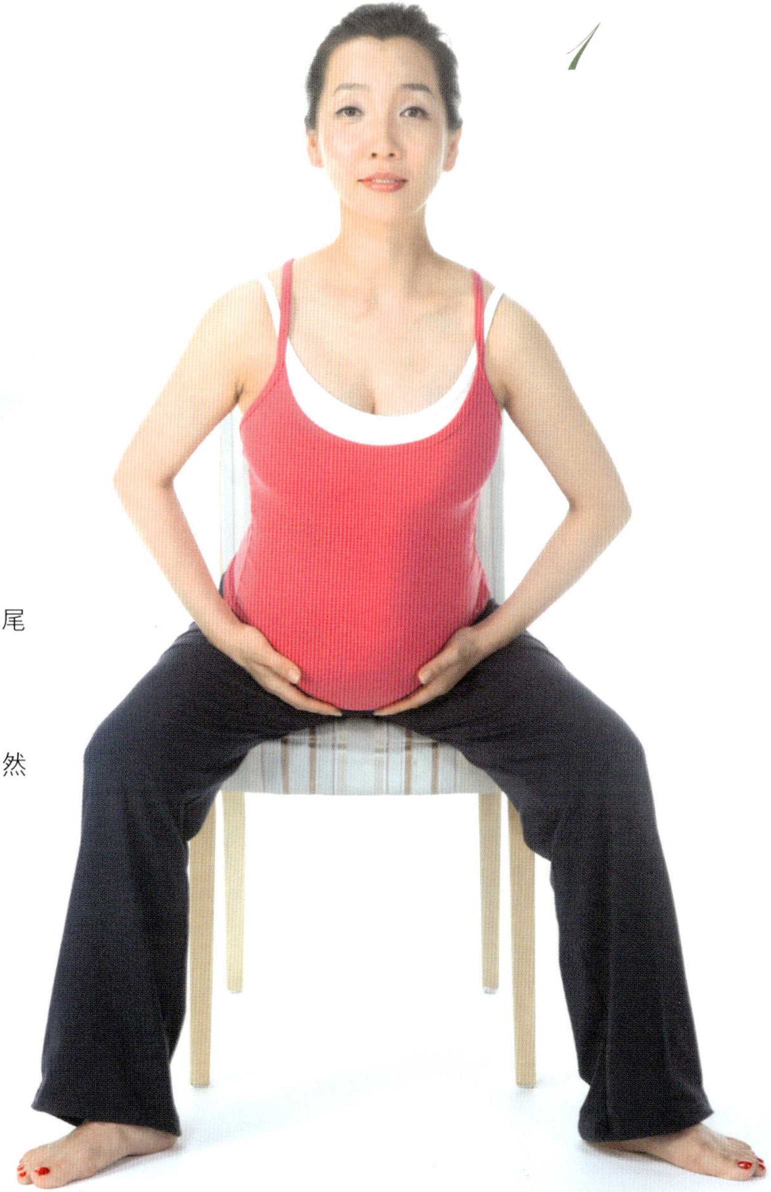

Ready · 准备

- 在椅子上坐好，将重心置于尾骨之上。
- 腹部收紧，上身保持正直。
- 双腿分开稍宽于肩，双手自然地置于腹部之上。

反复做6~8次

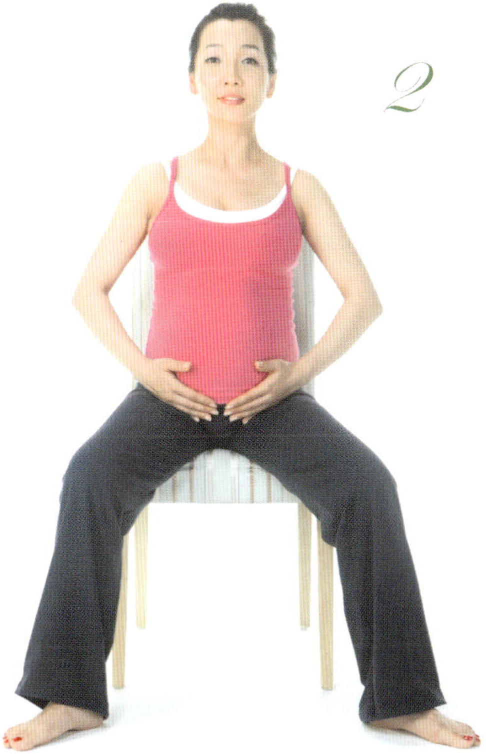

2

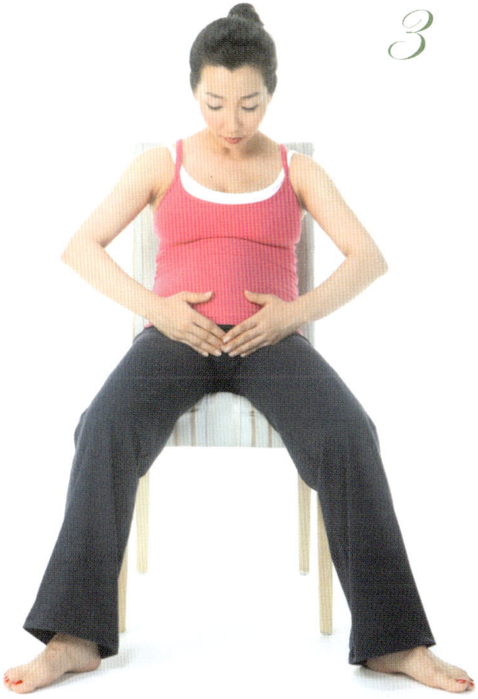

3

Exercise · 动作要领

1. 吸气，身体挺直；呼气，背部推动身体缓缓向前倾，体会腰背部完全打开。
2. 吸气，回到准备姿势。
3. 呼气，同时将上身后移，想象背部拱成了一个圆。视线向下，落在肚脐位置。

Tip · 小帖士

- 想象宝宝正躺在摇篮中，我们轻轻地摇晃着摇篮，温柔地进行运动。
- 此动作不仅能为宝宝提供清新的氧气，增强宝宝自身的抵抗力，还能帮助宝宝和妈妈一起运动。

Step 2 / 骨盆运动

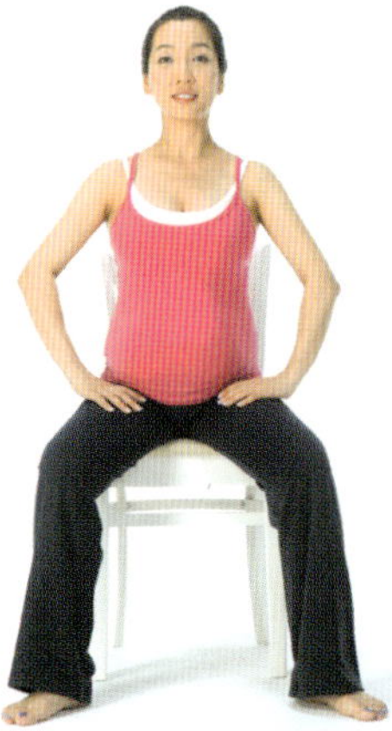

1

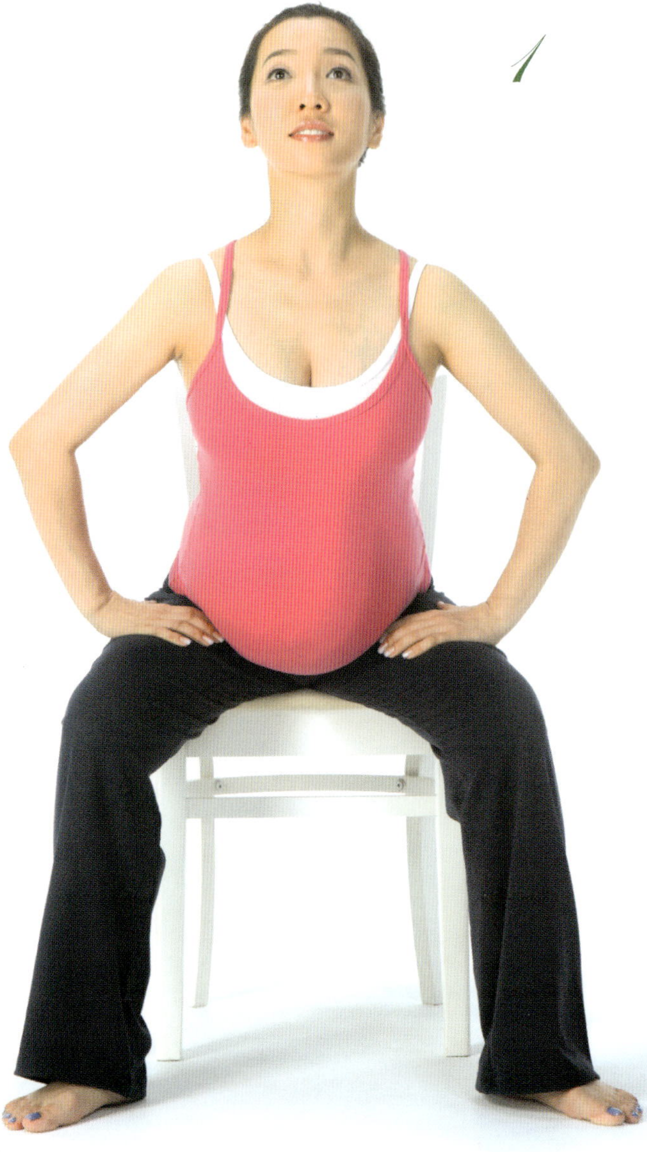

Ready · 准备

- 在椅子上坐好，将重心置于尾骨之上。
- 腹部收紧，上身保持正直。
- 双腿分开稍宽于肩，双手放松，放于大腿上。

左右顺时针和逆时针
方向各反复做6~8次

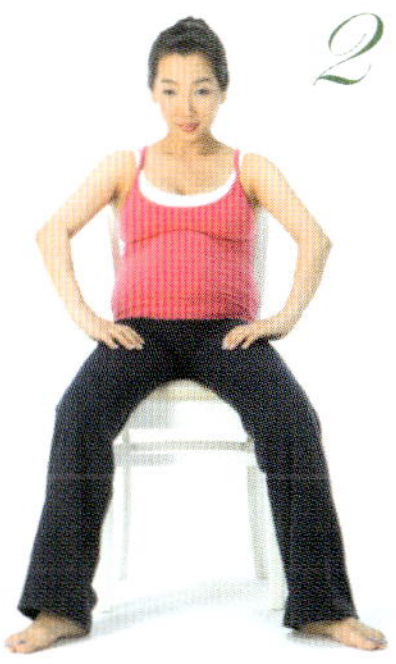

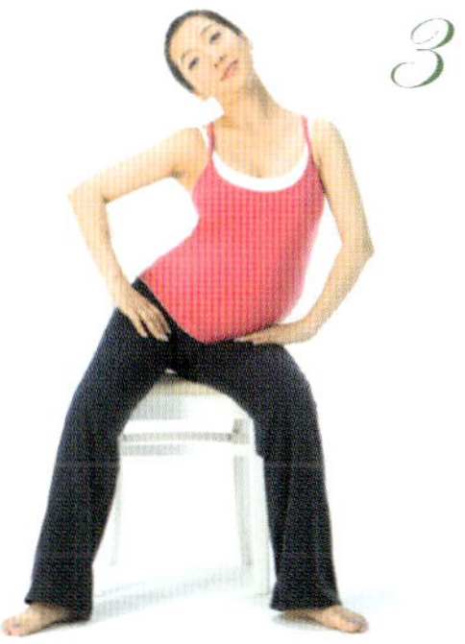

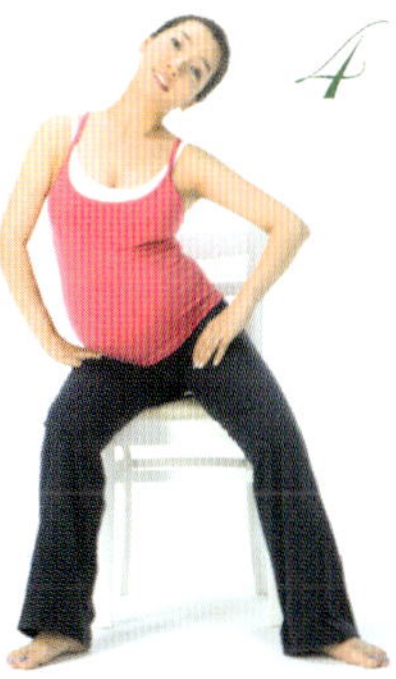

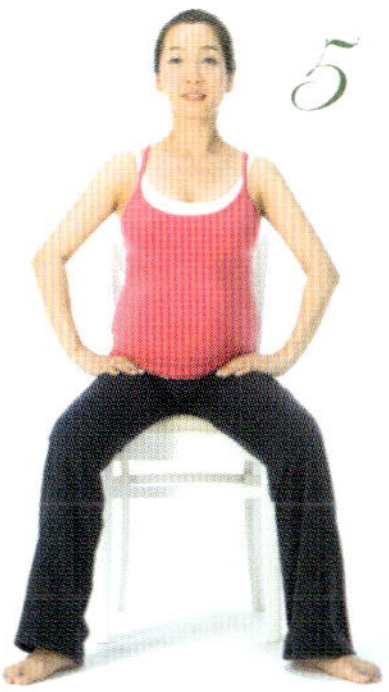

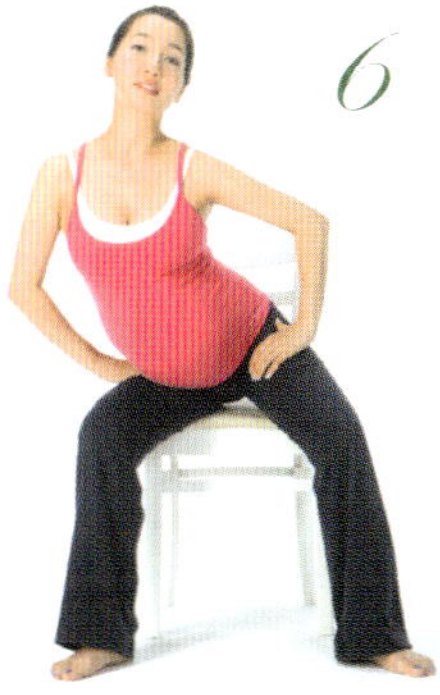

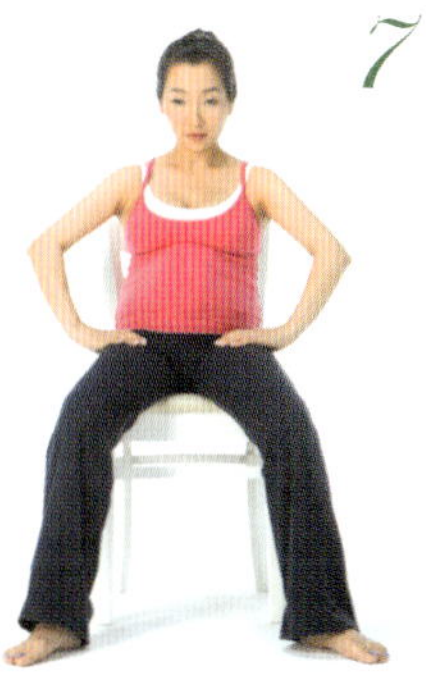

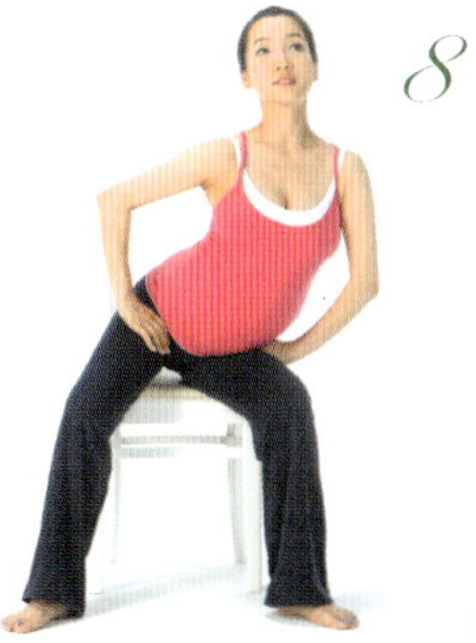

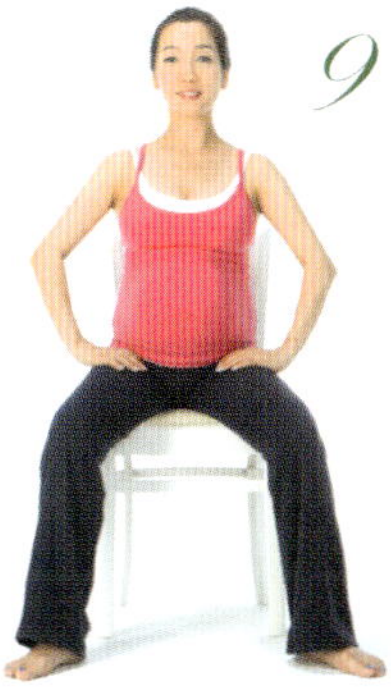

Exercise · 动作要领

1. 吸气，身体挺直；呼气，背部推动身体缓缓向前倾，视线保持向上。

2. 吸气，回到准备姿势；呼气，同时将上身后移，想象背部拱成了一个圆。视线向下，落在肚脐位置。

3~4. 髋关节慢慢地左右运动，头部则向相反方向运动，尽量使身体保持C字形。

5. 想象自己的身体呈一个十字。

6~9. 将上述动作联结起来。身体向前探出，做一个以髋关节画圆的动作，动作保持轻柔。

Tip · 小帖士

- 由于重力和宝宝体重的影响，孕妈咪腰部承担的压力较大，极易产生不适感。此动作可以放松腰部周边的肌肉，有效缓解腰痛症状。

Step 3 / PSOAS伸展运动

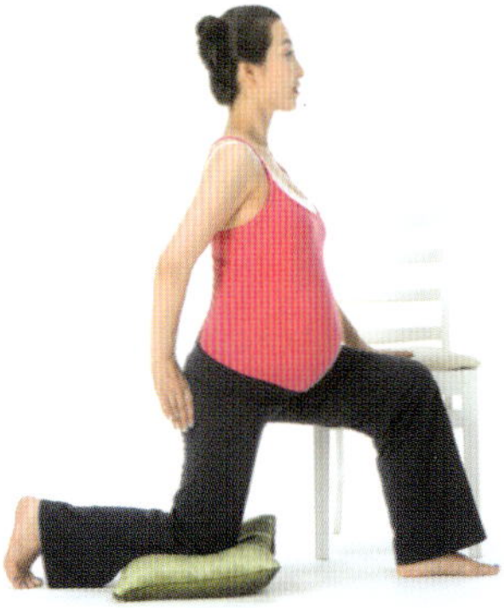

左右各反复做4次

1

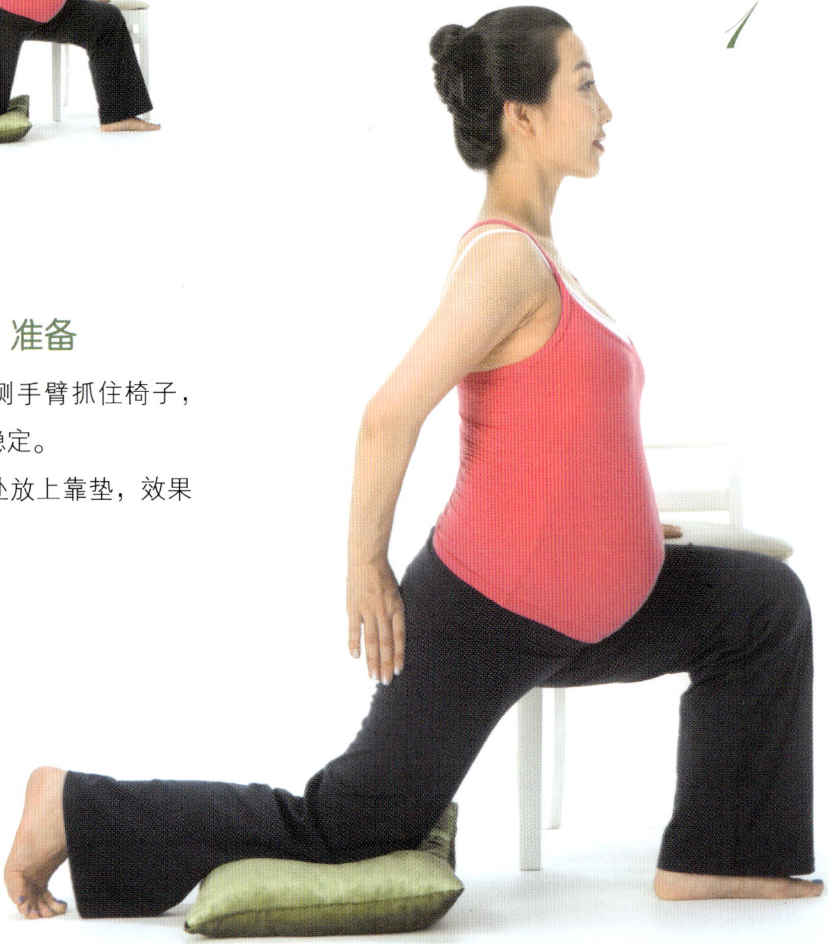

Ready · 准备

- 单膝跪地，一侧手臂抓住椅子，注意保持重心稳定。
- 在跪下的膝盖处放上靠垫，效果更佳。

2

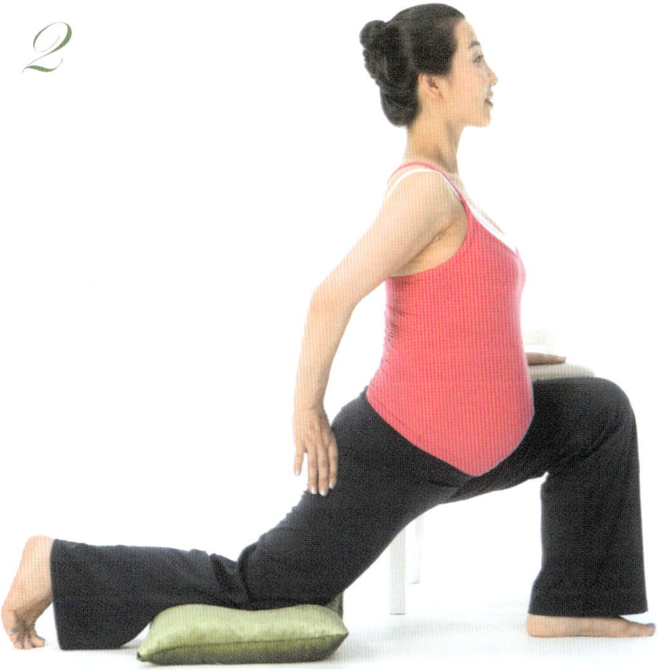

Exercise · 动作要领

1. 吸气，背部挺直，目视前方。
2. 呼气，向前挺身。注意上身前挺时，膝盖不要超出踝关节以外。

★ 换另一侧腿单膝跪地，重复上述动作。

Tip · 小帖士

- 此动作能加强腰部肌肉力量，持续练习，可预防孕期腰部酸痛。

Step 4 / 猫式

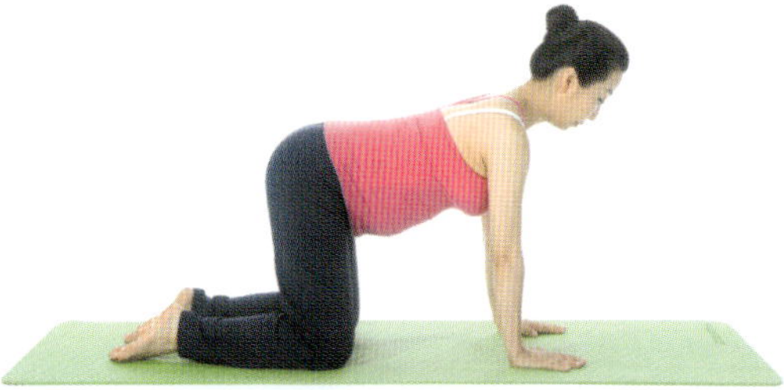

反复做4次

Ready · 准备

- 膝盖触地，采取猫式，跪撑在垫上。
- 双手置于肩下，双腿置于骨盆正下方，保持准备姿势。

1

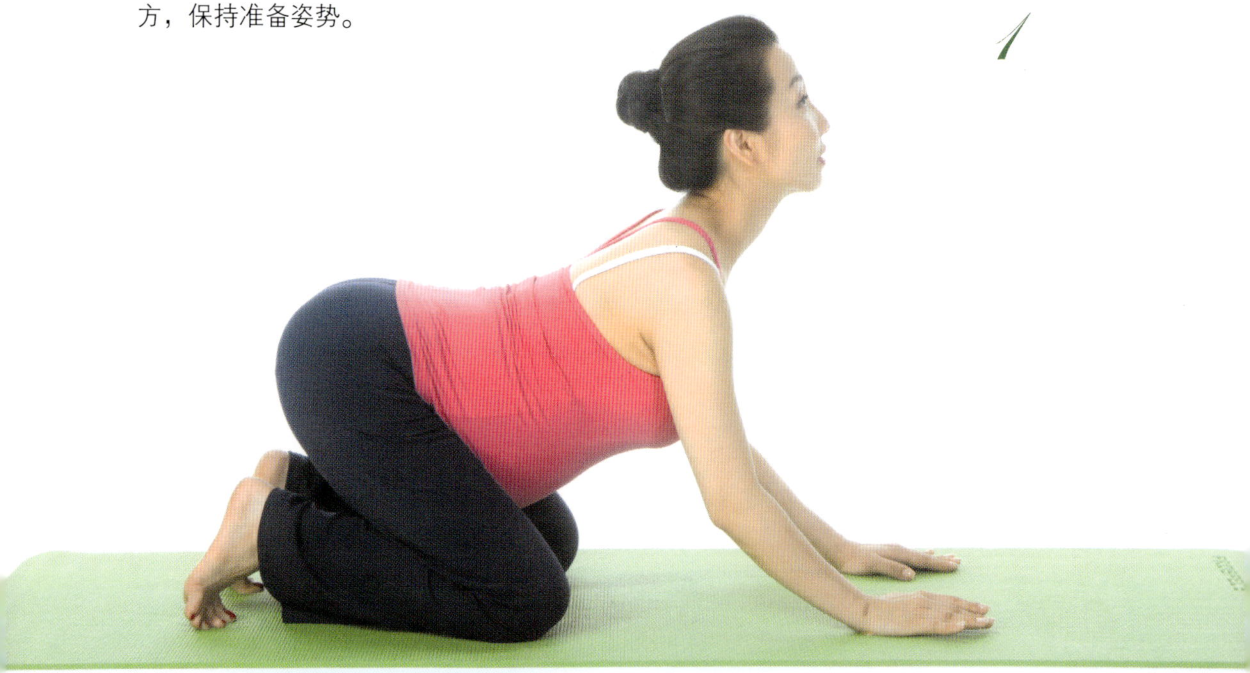

2

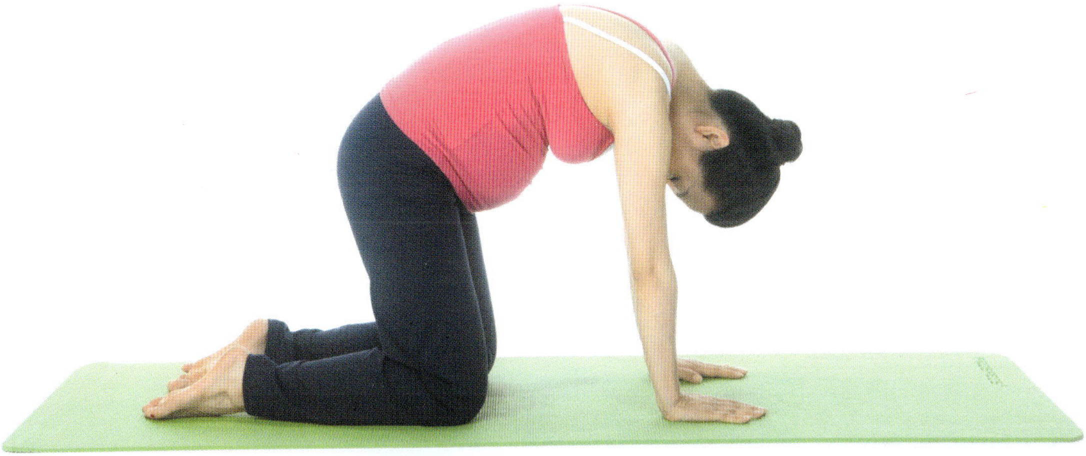

Exercise · 动作要领

1. 吸气，抬头；呼气，臀部向脚后跟方向移动，肘部微曲，感觉背部完全打开。
2. 吸气，脚尖落下，重心向前移动，慢慢还原到准备姿势；呼气，拱起背部向上抬升，像小猫一样将身体蜷起，视线落到腹部。

Tip · 小帖士

- 此动作可以使上半身得到轻柔的舒展，增强腰部、背部、脊椎、颈部的柔韧性，改善血液循环，消除身体酸痛和疲劳。

Step 5 / 松腰运动

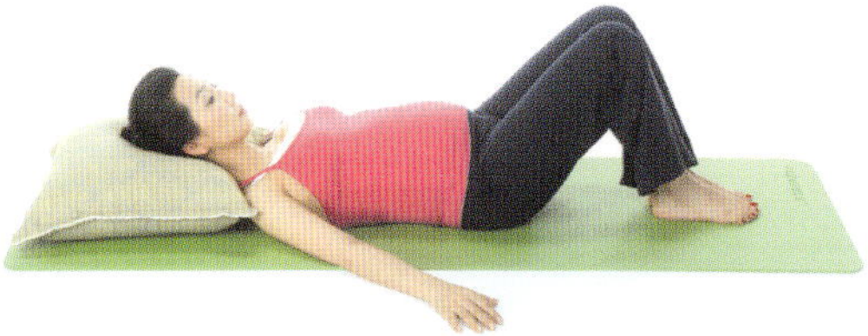

左右交替，
反复做6~8次

Ready · 准备

- 仰卧，背部紧贴地面，膝盖弯曲。
- 双臂稍微向两侧打开。

1

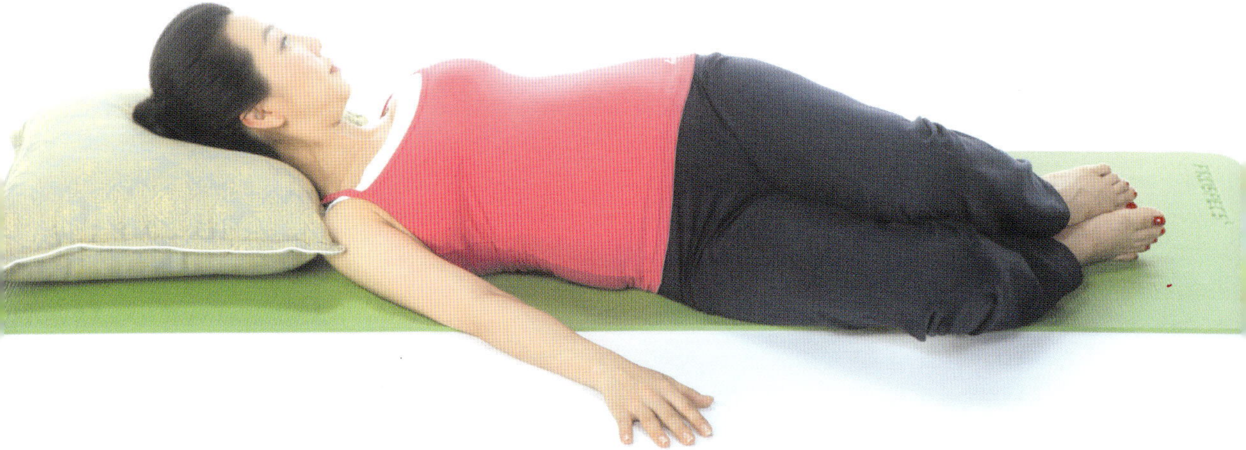

2

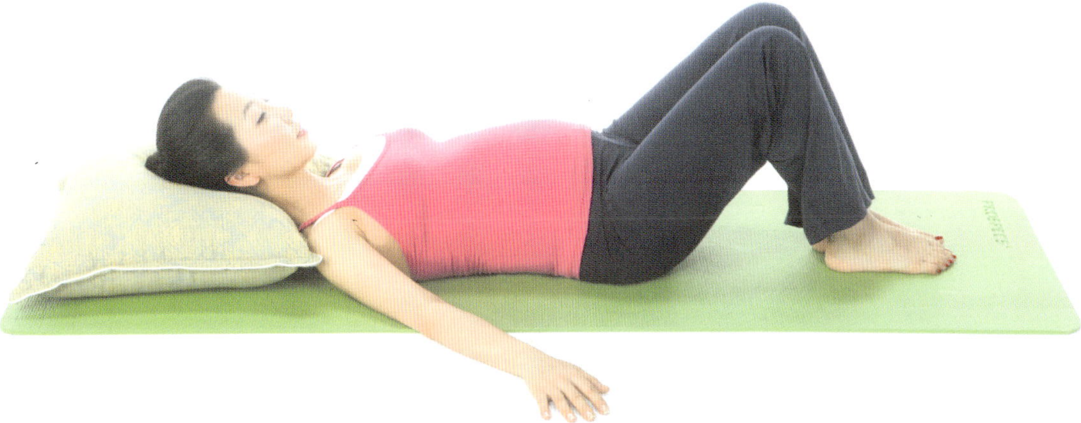

Exercise · 动作要领

1. 吸气，双臂紧贴地面；呼气，将双腿移向一侧，同时头部向另一侧转动。
2. 吸气，然后呼气，慢慢还原到准备姿势。

★ 身体转到相反方向，重复上述动作。

Tip · 小帖士

- 在早晨起床前和晚上临睡前做此运动5~10次，有利于腰部的伸展与放松。

Step 1 / 脊椎逐一运动

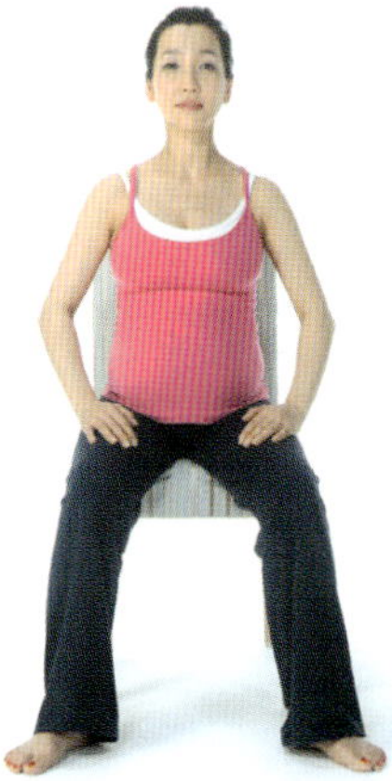

1

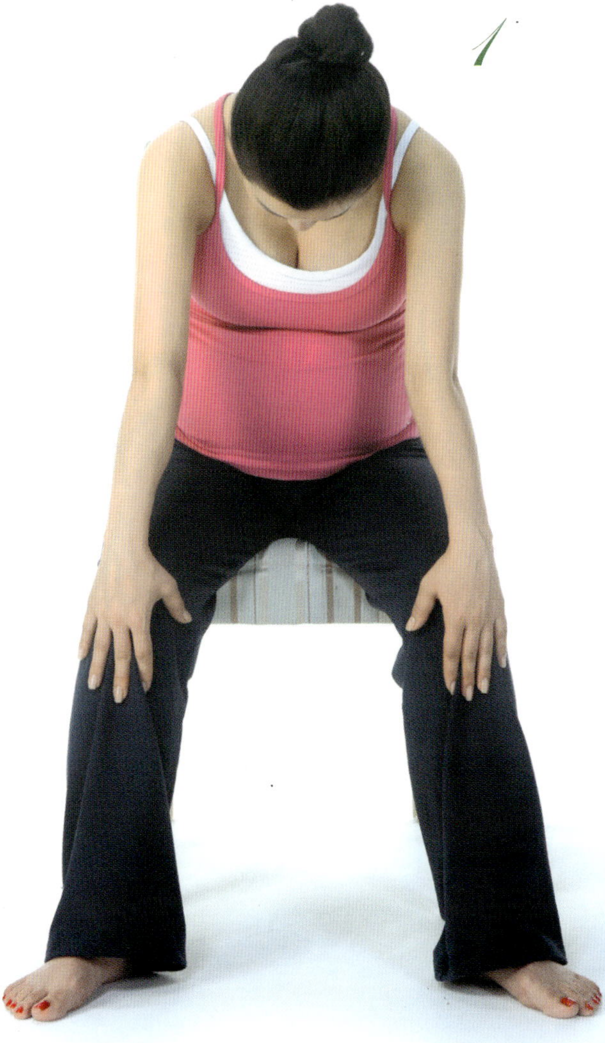

Ready · 准备

- 在椅子上坐好，将重心置于尾骨之上。
- 腹部收紧，上身保持正直。
- 双腿分开，稍宽于肩，双手置于腿上。

反复做4次

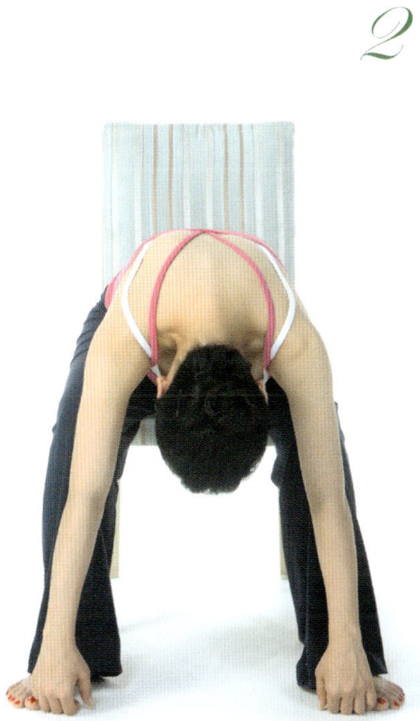

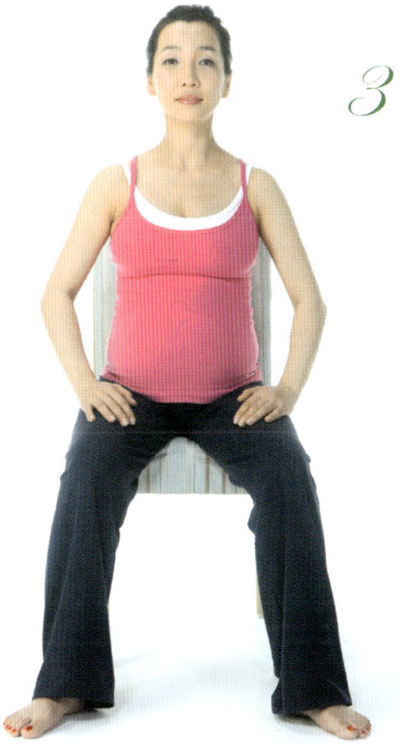

Exercise · 动作要领

1. 吸气，背部挺直；呼气，身体向下慢慢弯曲，体会脊椎骨在一块一块下垂的感觉，轻柔地运动。
2. 双手尽量下伸，脊椎弯曲到能承受的限度即可，体会脊椎的每一节都在慢慢舒展的感觉。
3. 再次吸气，然后呼气，将身体慢慢向上抬起，体会脊椎骨一块一块向上堆积的感觉。

Tip · 小帖士

• 逐渐隆起的腹部会导致孕妈咪身体前倾，此时需要依靠背部的力量来保持重心。于是，背部肌肉渐渐变得僵硬，持续练习此动作可以使背部肌肉变得更加柔软而有韧性。

放松僵硬的背部

Step 2 / 转动上身

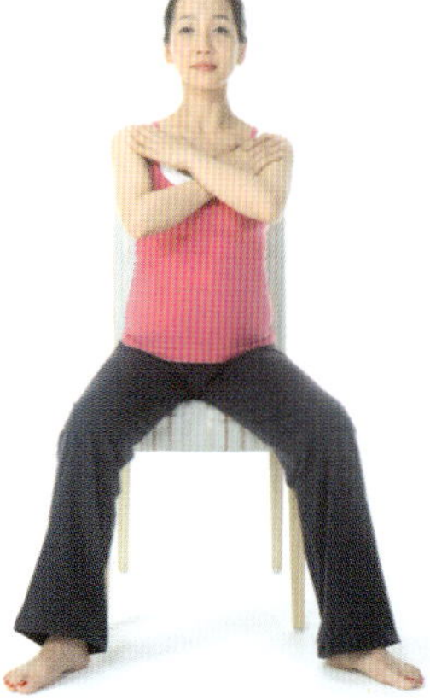

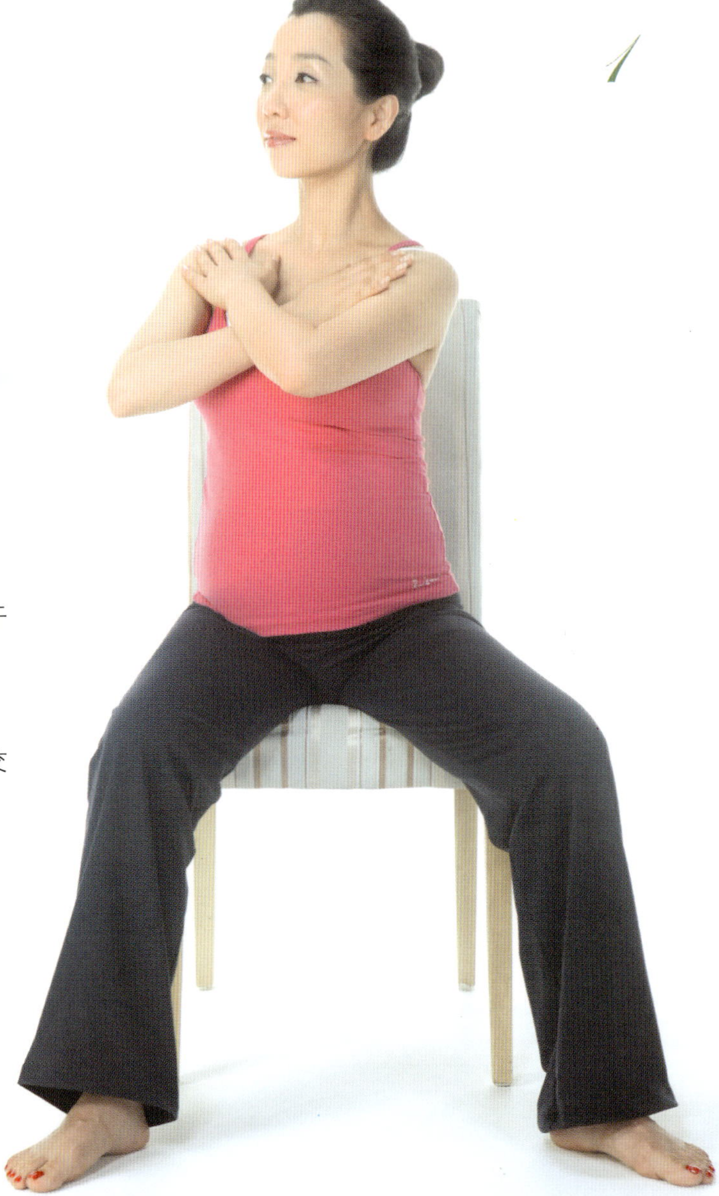

1

Ready · 准备

- 在椅子上坐好，将重心置于尾骨之上。
- 腹部收紧，上身保持正直。
- 双腿分开略比肩宽，双手交叉置于胸前。

左右交替，
反复做4次

2

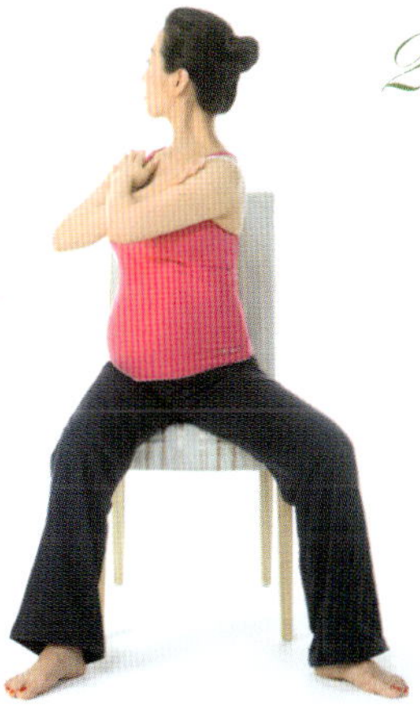

3

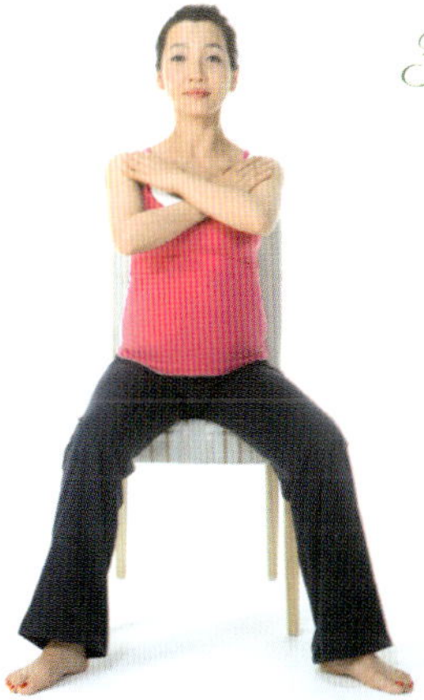

4

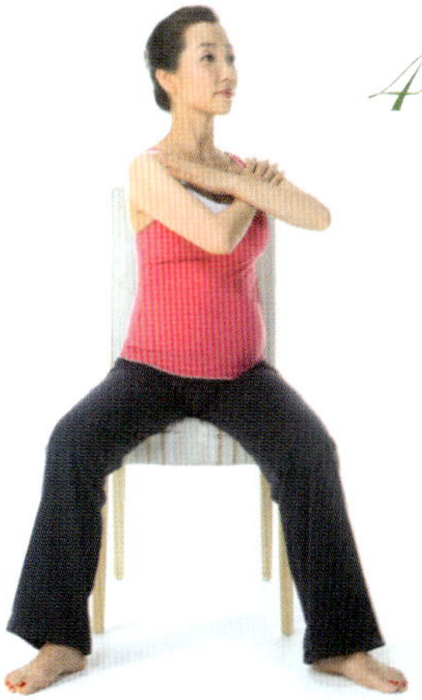

5

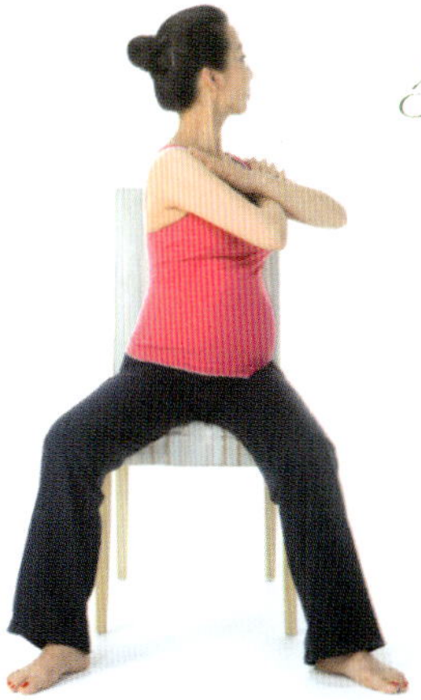

Exercise · 动作要领

1. 吸气，背部挺直；呼气，手轻轻地推动肩膀慢慢转向一侧。

2. 头部随着上身转动，感受背部肌肉在慢慢地放松。

3. 慢慢还原到准备姿势。

4～5. 换到相反方向，重复上述动作。

Tip · 小帖士

• 在转身运动时，先将目光投向后侧上方，可以令动作更加轻松自如。

Step 3 / 成C形侧身

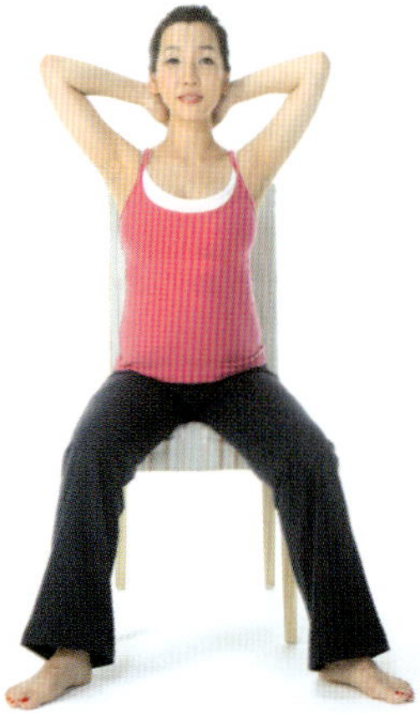

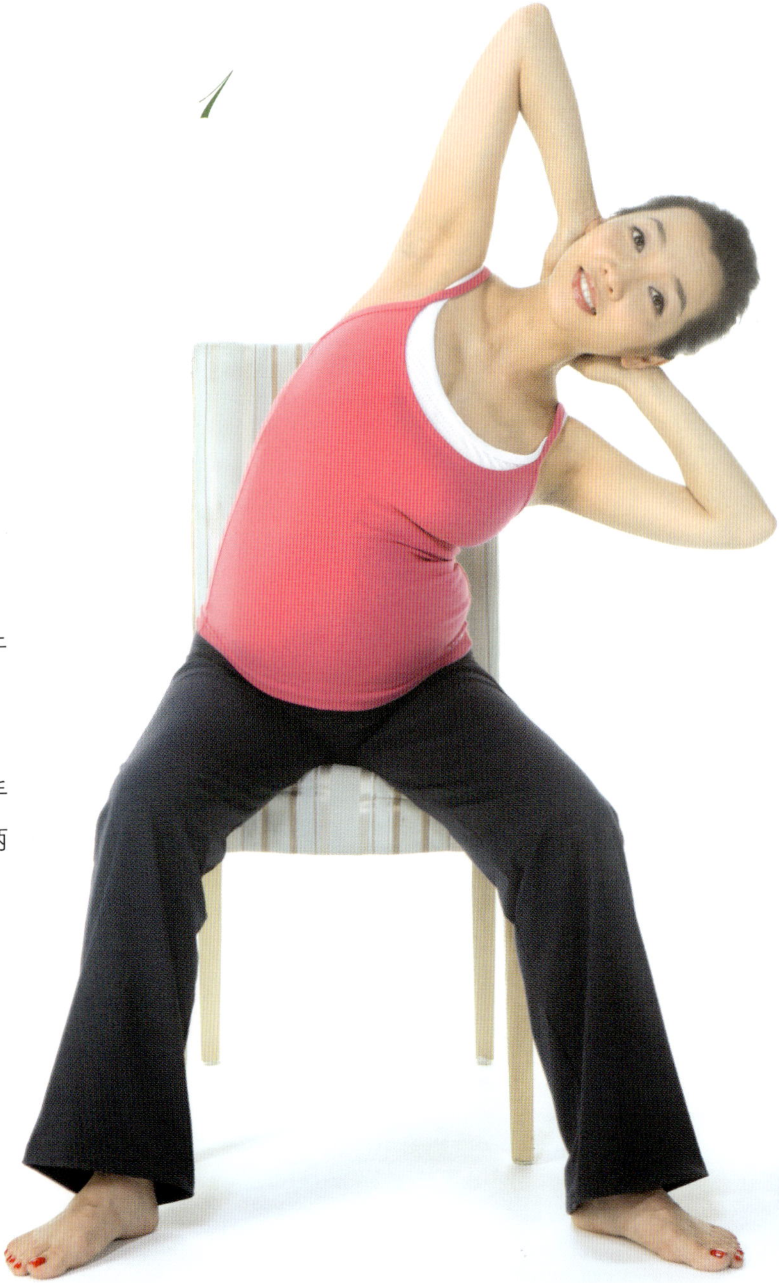

1

Ready · 准备

- 在椅子上坐好，将重心置于尾骨之上。
- 腹部收紧，上身保持正直。
- 双腿分开略比肩宽，双手手指交叉置于脑后，肘部向两侧打开。

左右交替，
反复做4次

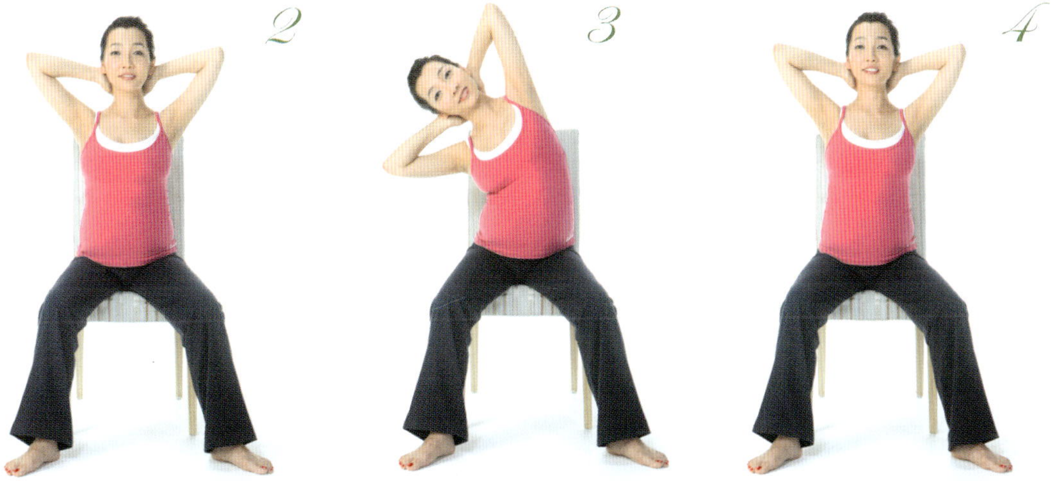

Exercise · 动作要领

1. 吸气，背部挺直；呼气，将肘部向一侧下推，整个身体随之向这一侧弯曲，感觉侧腰像扇子一样打开。此时注意不要抬起臀部，位于上方的肘部尽量向上延伸，直指天花板，保持住这一姿势。
2. 慢慢还原到准备姿势。

3~4. 换到相反方向，重复上述动作。

Tip · 小帖士

- 此动作有利于放松僵硬疼痛的腰部和背部，塑造手臂的优美线条。
- 在运动过程中，目光应始终注视前方。

Step 4 / 坡形运动

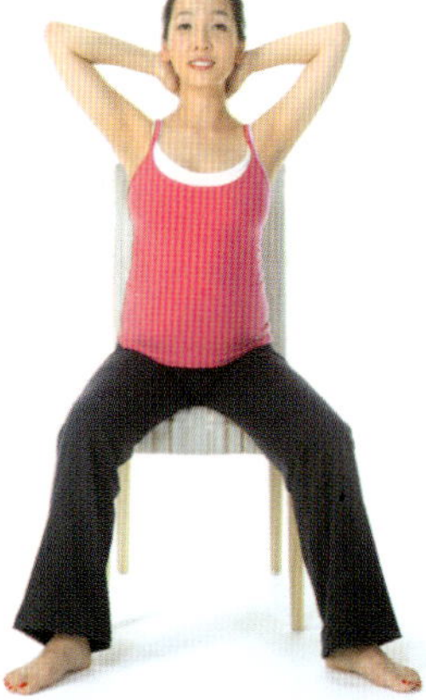

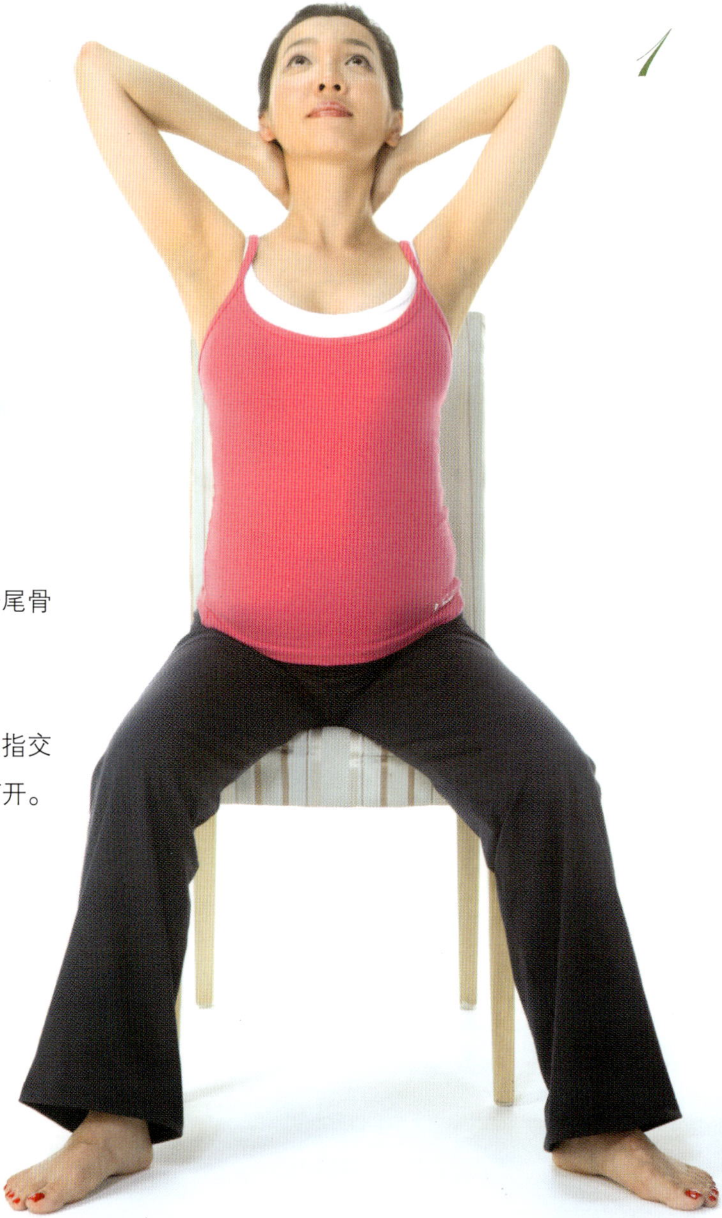

1

Ready · 准备

- 在椅子上坐好，将重心置于尾骨之上。
- 腹部收紧，上身保持正直。
- 双腿分开略比肩宽，双手手指交叉置于脑后，肘部向两侧打开。

反复做4次

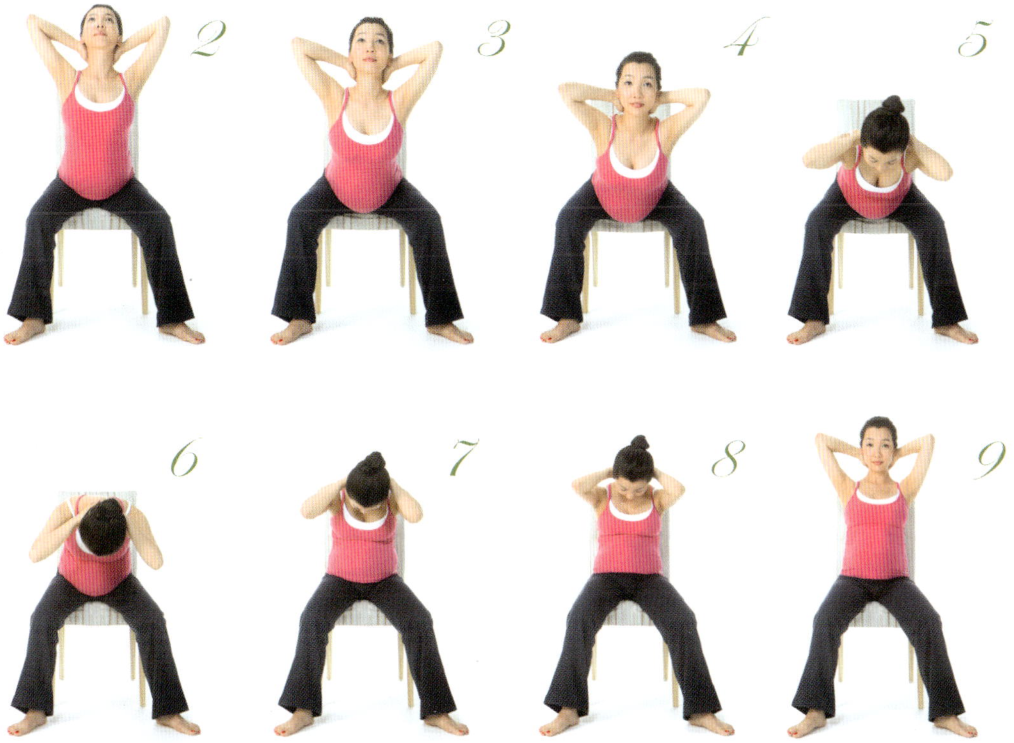

Exercise · 动作要领

1. 吸气，挺胸抬头，视线也随之向上，像伸懒腰一样使上身完全伸展。

2～5. 呼气，视线依然保持向上，背部缓慢地正直下俯，身体弯到能承受的限度即可。

6～9. 起身，拉动肘部向上，视线落在肚脐位置，腰部开始慢慢抬起，背部拱起，还原到准备姿势。

Tip · 小帖士

- 运动过程中，请尽量将自己的身体想象成一个波浪，双腿分开得越大，宝宝的感觉就会越舒适。

Step 5 / 人鱼姿势

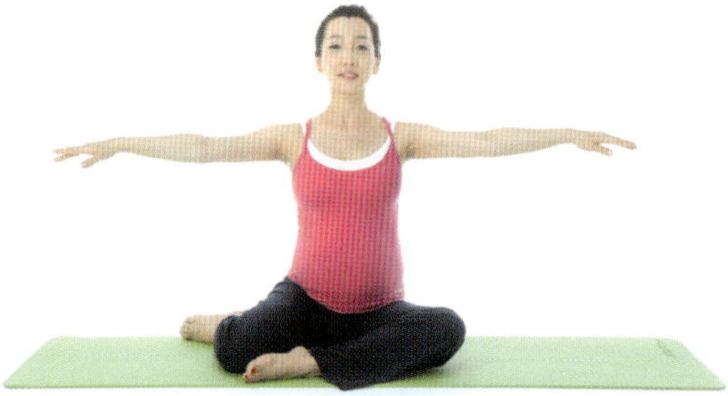

左右交替，
反复做4次

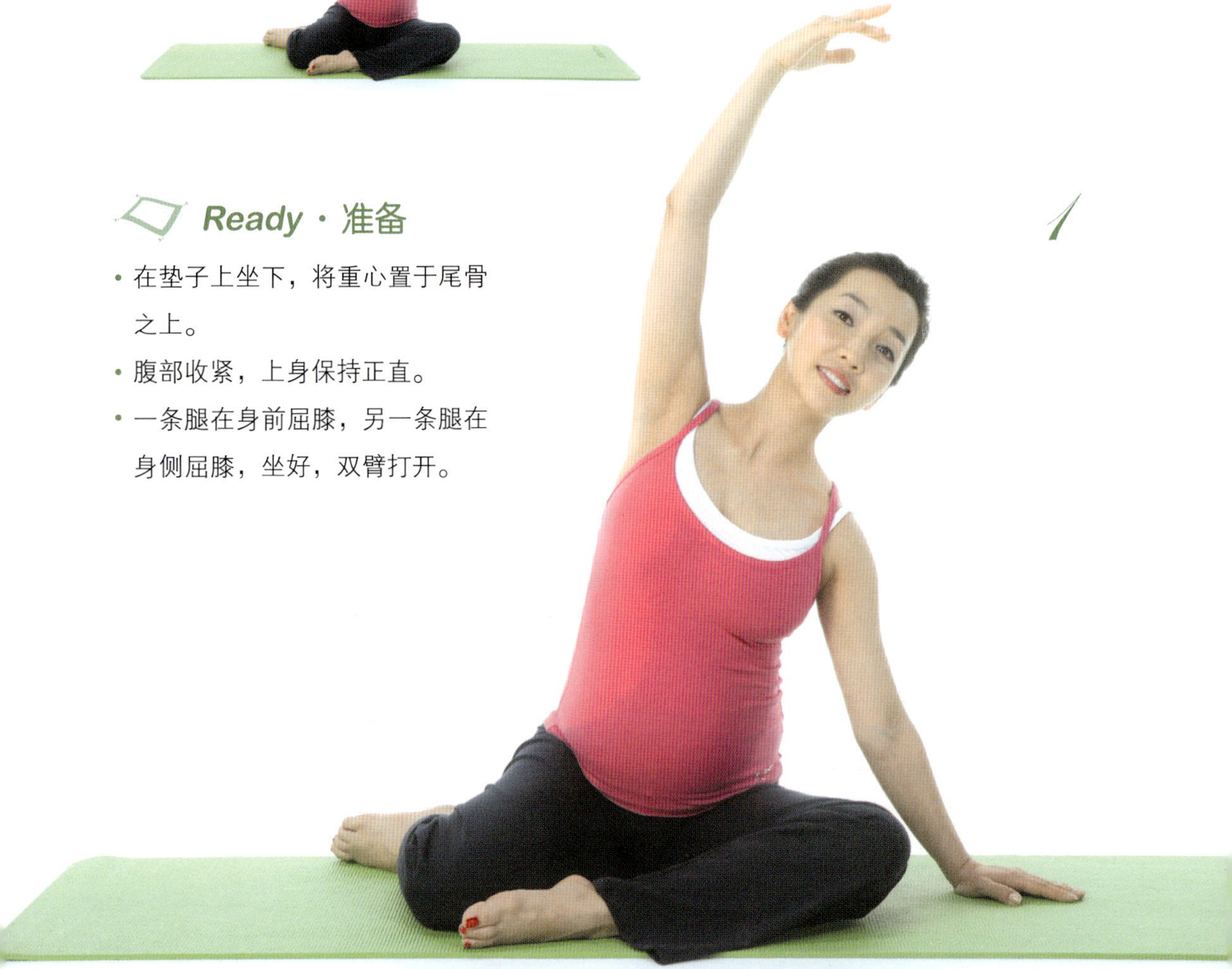

1

Ready · 准备

- 在垫子上坐下，将重心置于尾骨之上。
- 腹部收紧，上身保持正直。
- 一条腿在身前屈膝，另一条腿在身侧屈膝，坐好，双臂打开。

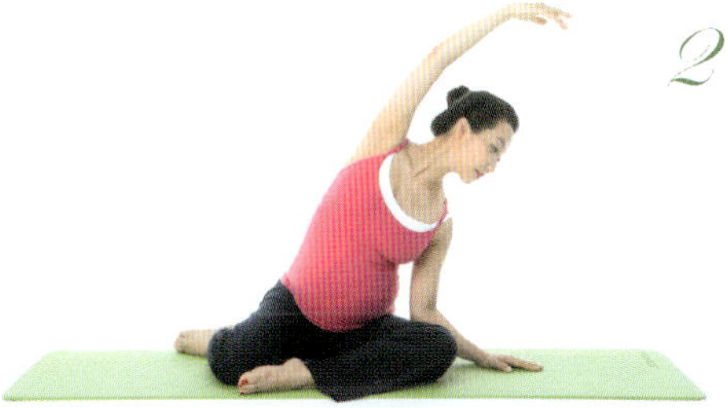

2

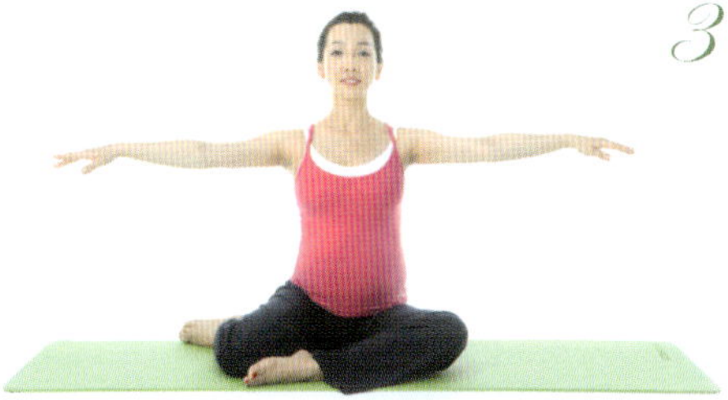

3

Exercise · 动作要领

1. 吸气，背部挺直，单臂上举。
2. 呼气，手臂继续向侧面送出，想象身体形成的扇子打开得越来越大，直到腰部得到最大限度的伸展。
3. 吸气，然后呼气，回到准备姿势。

4~5. 换另一侧手臂，重复上述动作。

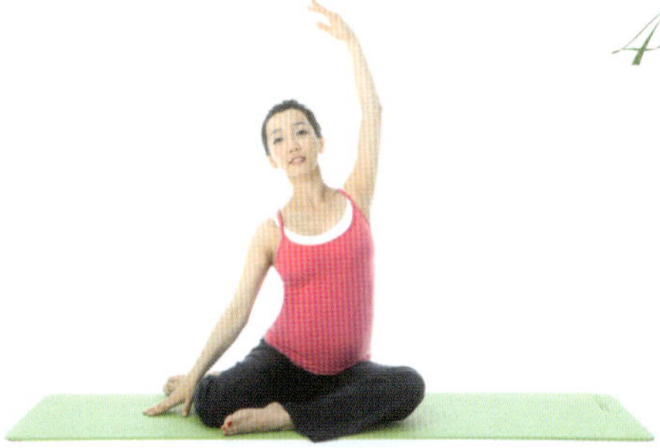

4

Tip · 小帖士

- 随着肚中宝宝慢慢长大，孕妈咪的骨盆和腰部会变得日趋疲惫，此动作既能缓解骨盆压力，舒展腰部，又能将骨盆调整到最佳位置。

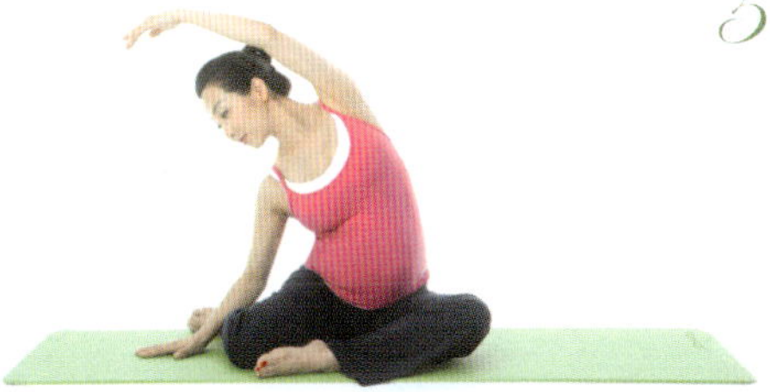

5

Step 6 / 双腿打开放松背部

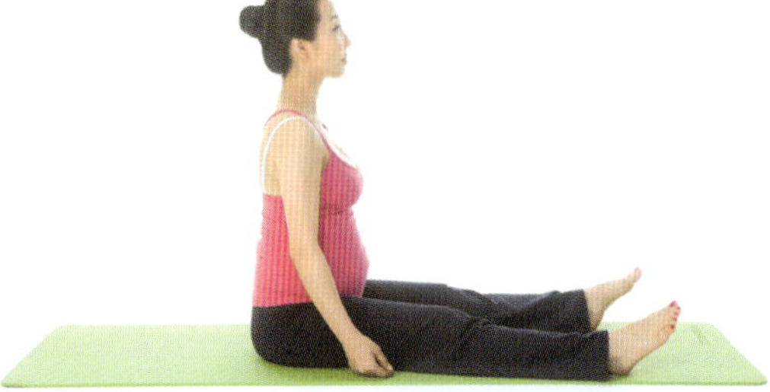

反复做4次

Ready·准备

- 在垫子上坐下,将重心置于尾骨之上。
- 腹部收紧，上身保持正直。
- 双腿分开。

1

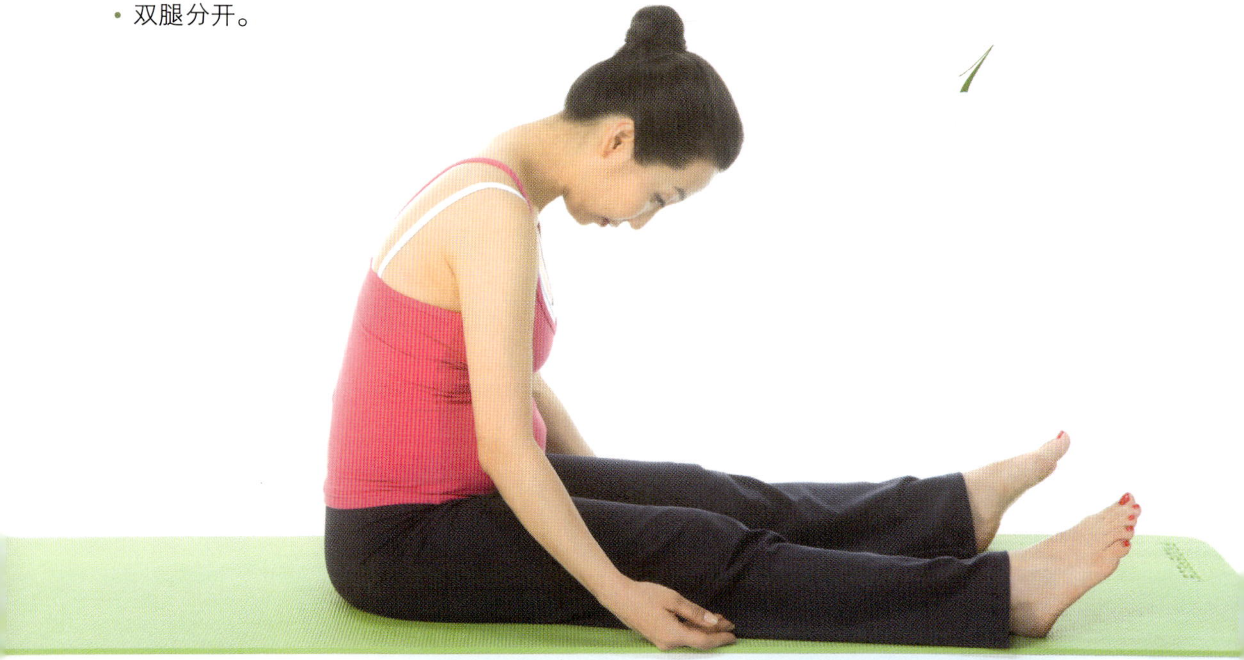

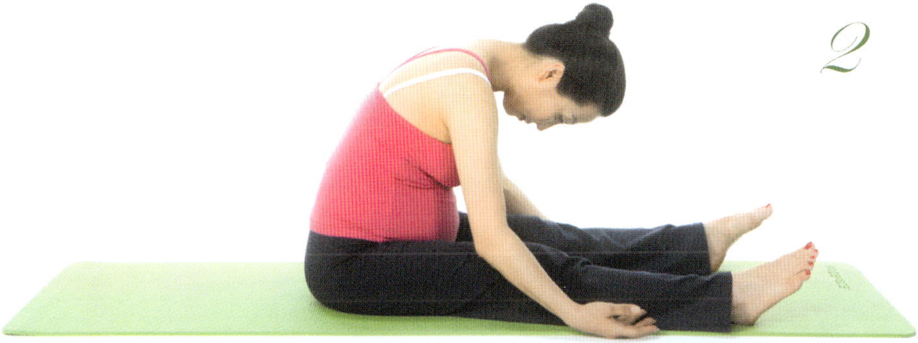

2

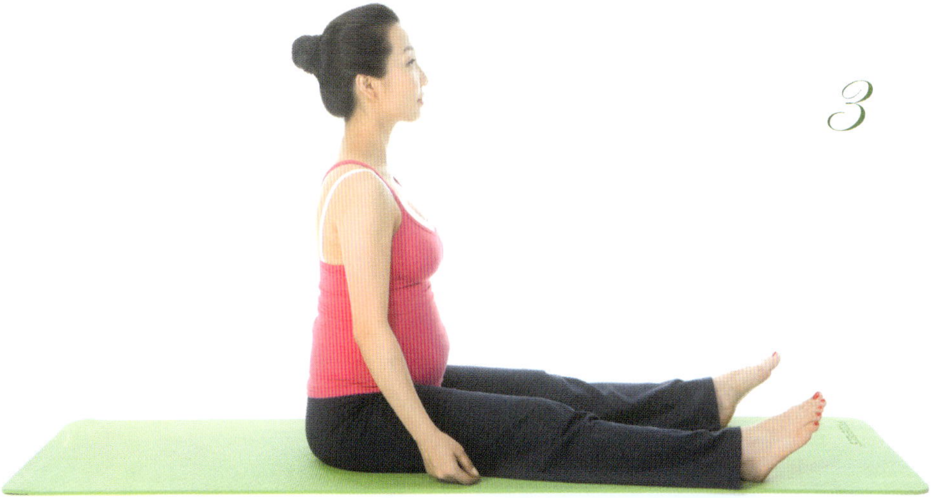

3

Exercise · 动作要领

1. 吸气，双腿紧贴地面；呼气，头部慢慢下垂，带动腰部缓缓下弯。
2. 继续慢慢向下用力，下弯到身体能承受的限度即可。
3. 继续吸气，然后呼气，头部慢慢上抬，腰部缓缓向上推起，回到准备姿势。

Tip · 小帖士

- 运动过程中，如果感觉腿部过度拉伸，或者膝盖不能分开时，可以在膝盖下面放一个枕头。

Step 7 / 骨盆提升运动

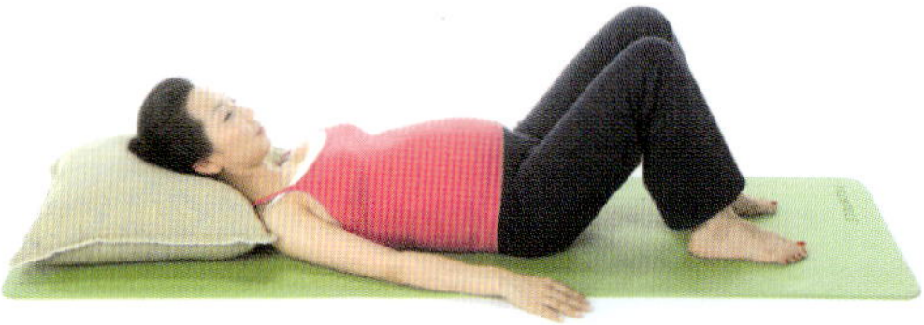

反复做4次

Ready · 准备

- 躺卧于垫上，背部着地，屈膝。
- 双臂稍微向两侧打开。

1

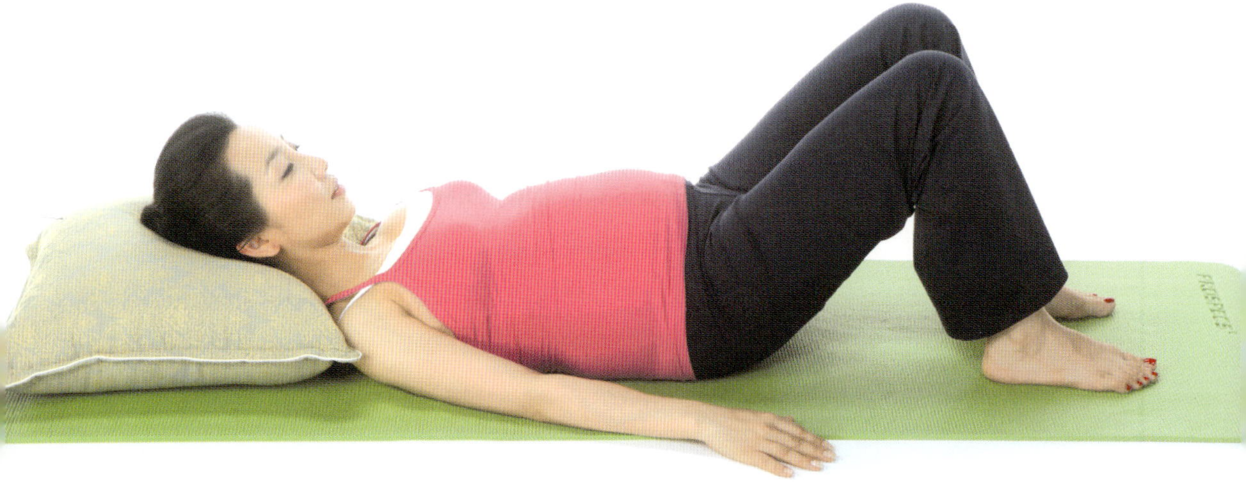

2

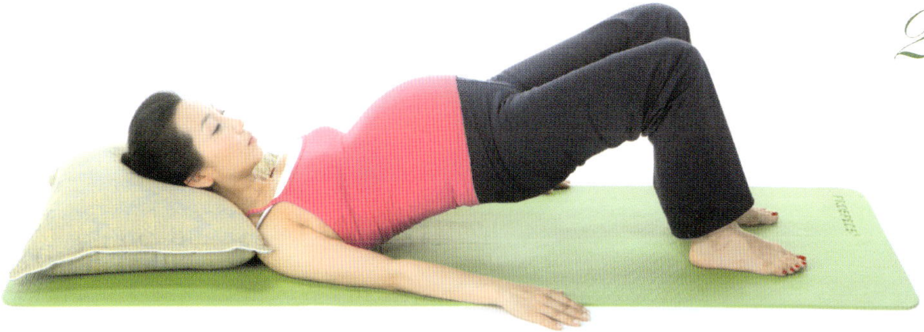

3

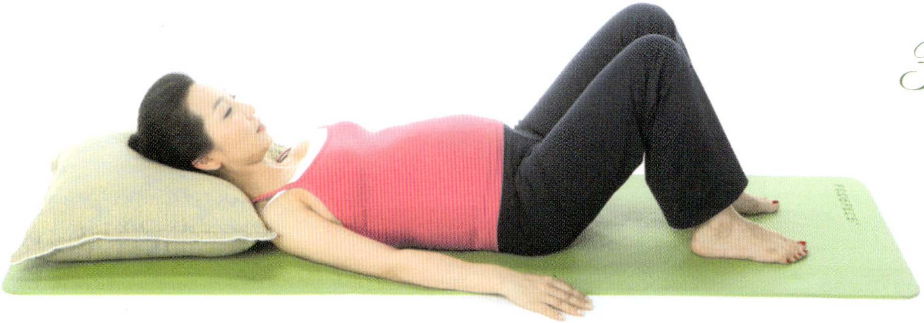

Exercise · 动作要领

1. 吸气，双臂紧贴地面。
2. 呼气，从尾骨开始，脊椎骨一节节向上离地，慢慢推动骨盆向上。
3. 继续吸气，然后呼气，相反的，从胸部开始，背部一点点慢慢落回到垫上。

Tip · 小帖士

- 此动作通过背、腰、腿力量的同时强化，可以使肚中的宝宝更加健康。
- 肚子变大之后，可以将双手环在下腹部进行运动，这样运动起来感觉会更为舒适。
- 运动过程中，尽量想象膝部在向上伸展，运动效果会更佳。
- 妊娠末期，要注意控制此动作的幅度。

Step 8 / 脊椎分解运动

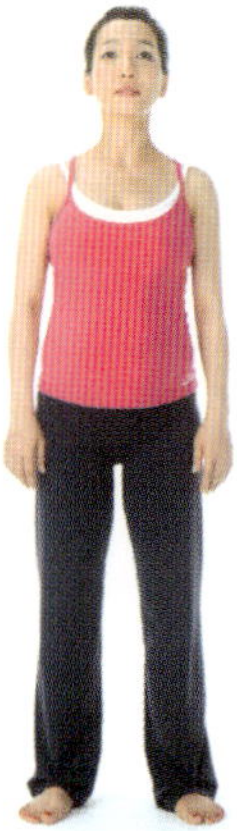

Ready · 准备

- 双脚略比肩宽，站立。
- 双臂自然垂下，置于身体两侧。

反复做2次

1

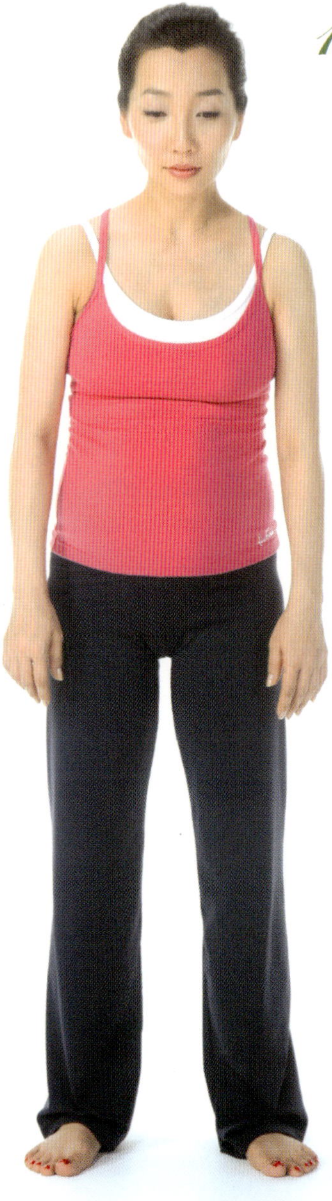

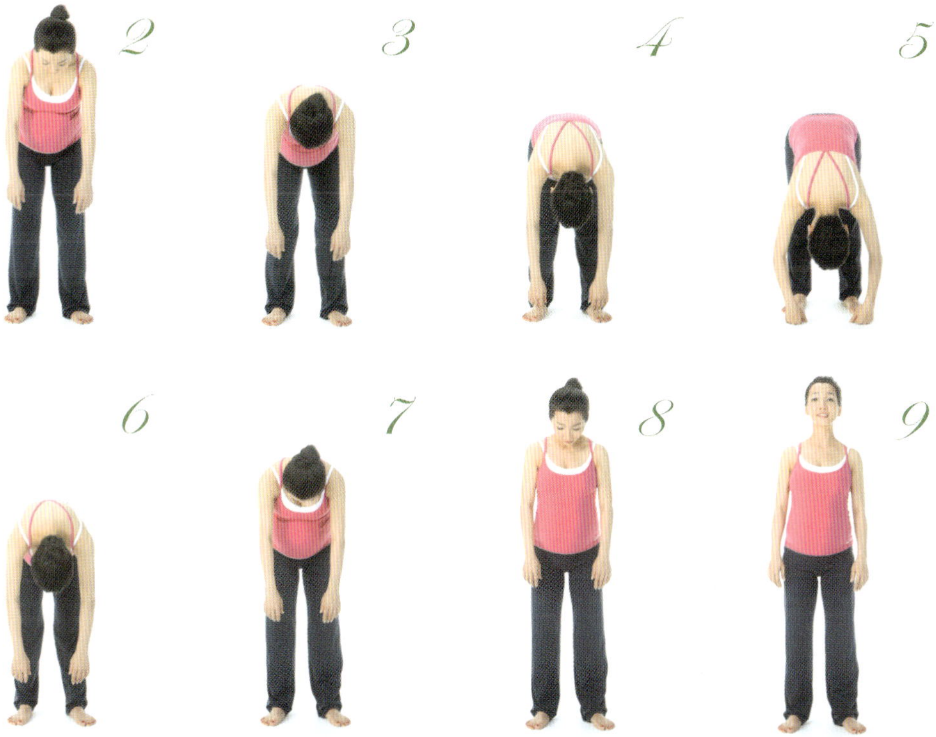

Exercise · 动作要领

1. 吸气，低头。

2～5. 呼气，上身慢慢垂下，将视线置于手腕处，脊椎向下弯曲到可承受的限度即可。

6～9. 继续吸气，然后呼气，将身体慢慢向上提起，体会脊椎缓缓提升的感觉。

Tip · 小帖士

- 此动作能有效舒缓背部、腰部的紧绷和酸痛感。
- 妊娠末期，要尽量控制动作幅度。

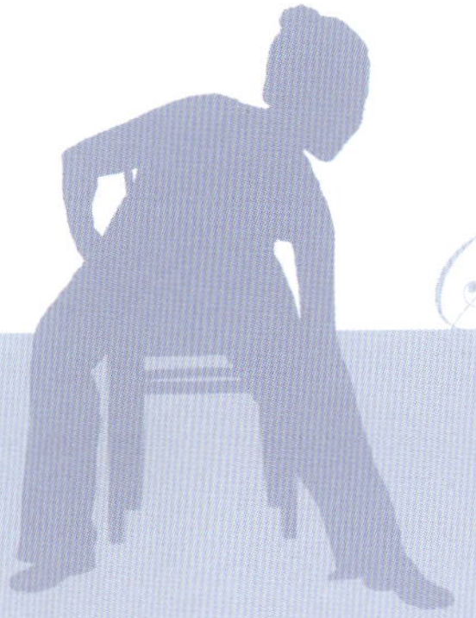

Section 3

第 3 部分

Lower Body · 下体运动

腿、骨盆运动

妊娠期间的体重增加，会给孕妈咪骨盆及腿部带来了巨大的负担。

妊娠末期，孕妈咪腿部浮肿、血管突出的情况极其多见。这种症状不仅不美观，还会使血液循环以及淋巴循环变得缓慢，甚至会影响子宫环境。

因此，妈妈腿部肌肉力量和骨盆的强健是宝宝健康聪明的有力保证。

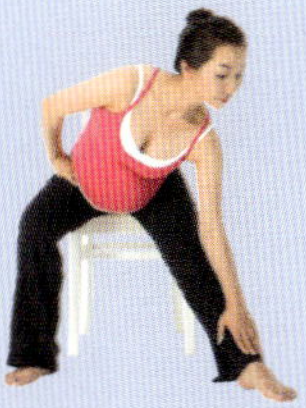

缓解妊娠性浮肿的腿部运动

妊娠中期，孕妈咪的肚子逐渐隆起，这一时期也是妈妈和宝宝体重大幅度增加的时期。

由于重力的影响，腿部出现浮肿的可能性也在逐渐增大。如果对浮肿置之不理的话，会使血液循环变得缓慢，进而影响宝宝的发育，并且还会使孕妈咪产后身材恢复更加困难。

此时，孕妈咪应该适当进行腿部运动。

通过骨盆运动增强自然分娩的自信

只有妈妈的骨盆打开，才能顺利进行分娩。

骨盆健康，能减轻分娩时的阵痛，进而缩短分娩所需的时间。只有妈妈的骨盆健康，宝宝才有可能被健康地分娩出来。

因此，孕妈咪需要增加锻炼骨盆的运动，培养自然分娩的肌肉力量。

练习列表

放松沉重的腿部： 向下抚腿 | 芭蕾姿势 | 弓步站立 | 弓步 | 猫式伸腿

端正歪扭的骨盆： 股关节伸展运动 | 放松股关节1 | 放松股关节2 | 放松股关节3 | 侧身单腿画圆

Step 1 / 向下抚腿

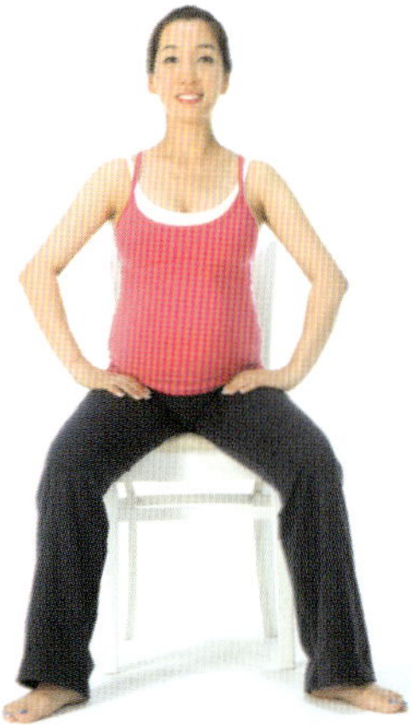

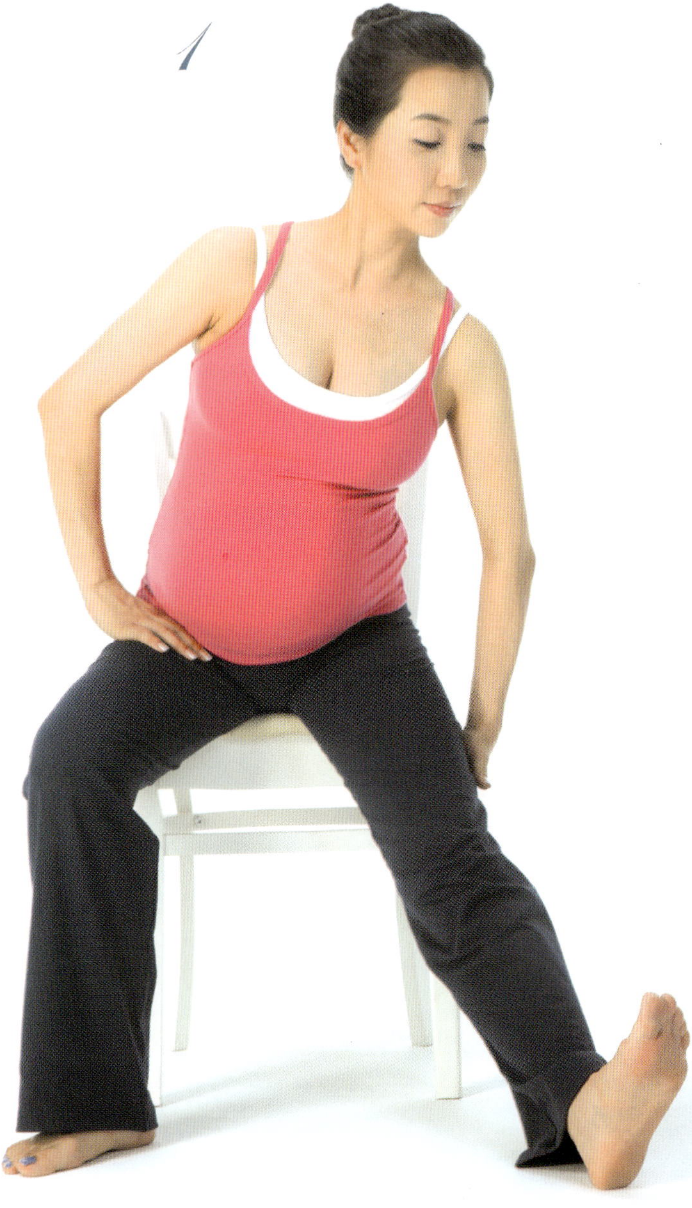

Ready · 准备

- 在椅子上坐下，将重心置于尾骨之上。
- 腹部收紧，背部保持正直。
- 双腿分开，双手置于腿上。

左右交替，
反复做4次

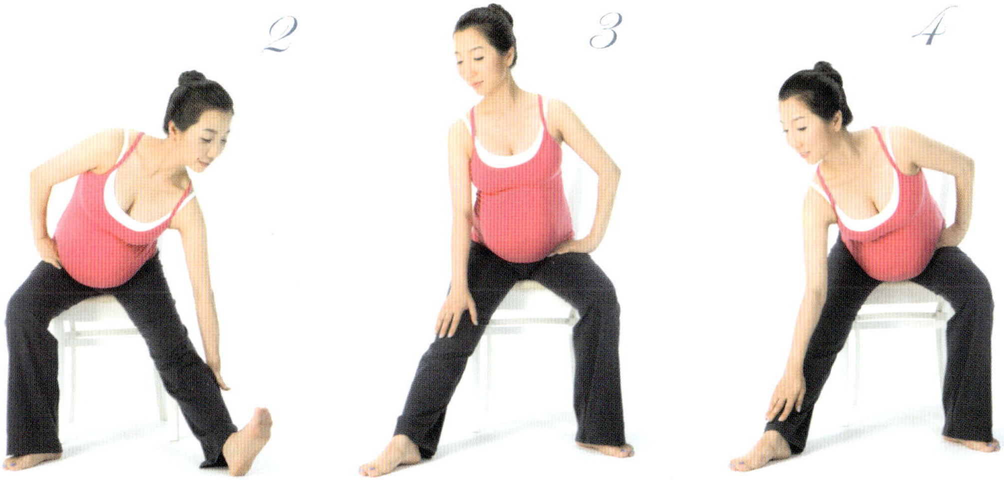

Exercise · 动作要领

1. 吸气，一条腿伸直；呼气，一只手置于大腿上，另一只手的手掌置于大腿后侧。
2. 手掌沿着大腿慢慢下抚，注意保持背部平直，拇指向上。

3~4. 换另一侧腿，重复上述动作。

Tip · 小帖士

- 此动作可以促进血液循环，缓解腿部浮肿。
- 做向下抚腿动作时，在身体所能承受的前提下，手尽量尝试抓到脚踝处。

放松沉重的腿部

Step 2 / 芭蕾姿势

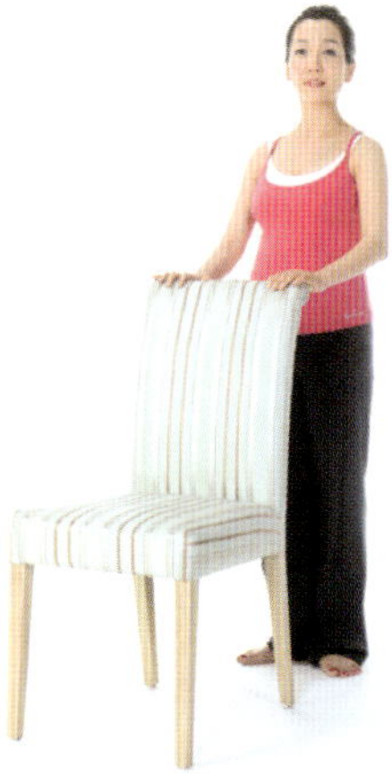

1

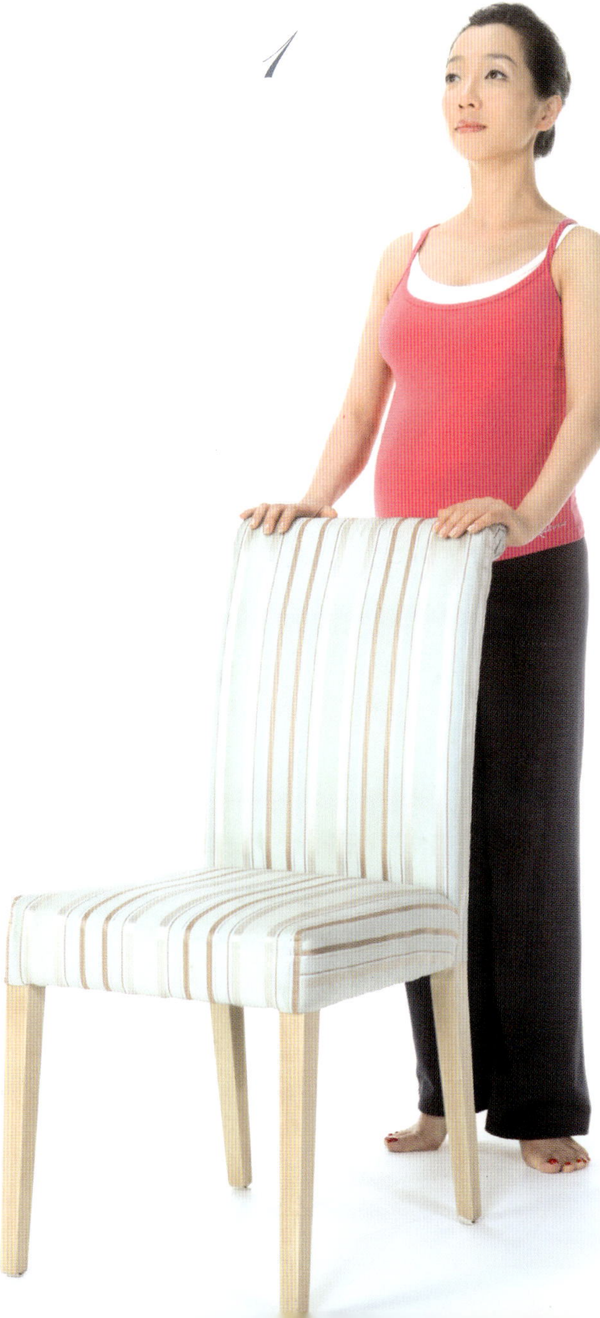

Ready · 准备

- 扶着椅背站立，两侧脚后跟并拢，脚尖分开，呈八字站好。

反复做6~8次

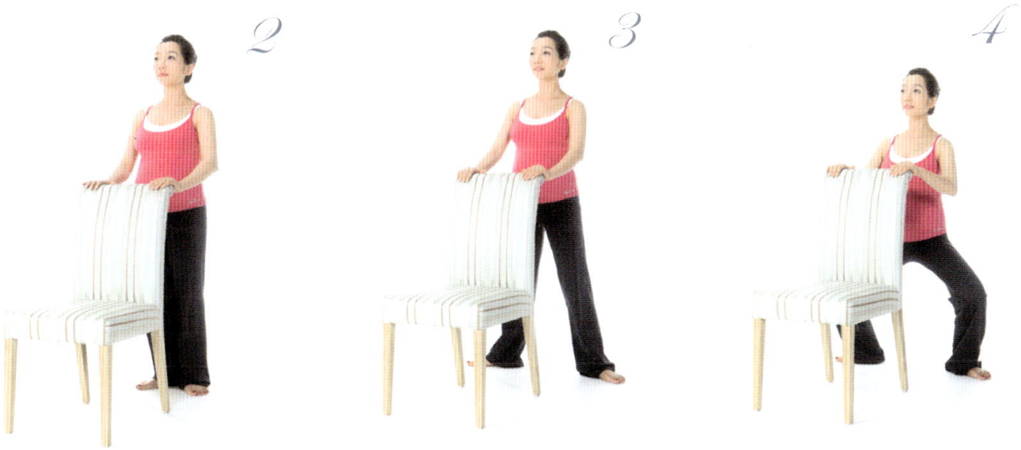

Exercise · 动作要领

1. 吸气，提起脚后跟，慢慢向上用力，感觉臀部变小，大腿后侧收紧，整个身体在不断向上提升。
2. 呼气，缓慢而轻柔地放下脚后跟。接着，膝盖弯曲，身体慢慢向脚腕处落下，膝盖弯曲，再缓缓站起。
3. 吸气，分开两腿站立，距离大于肩宽，背部挺直，一点点向下屈膝，体会滑落感。
4. 背部放松，身体慢慢落下之后，保持此姿势3~5分钟，自然调整呼吸。

Tip · 小帖士

- 此动作能锻炼虚弱的脚踝部位，并培养分娩时打开骨盆所需的力量。练习此动作，可以使臀部美丽而富有弹性，同时腿部的线条也会变得更加优美。
- 运动过程中，背部要保持平直，尽量避免身体前倾或者后仰，应该感觉到身体就像紧贴在墙上，然后反复下蹲并起立，用力保持这种端正的姿态进行运动。
- 腹部变大后，练习本动作时要用手托住下腹部。

放松沉重的腿部

Step 3 / 弓步站立

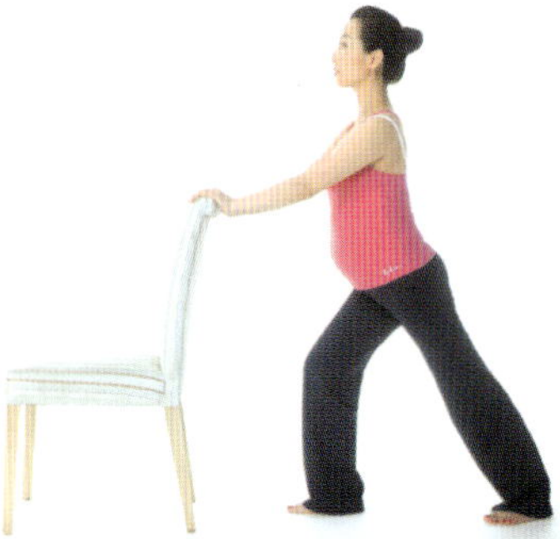

左右交替，
反复做4~6次

Ready · 准备

1

- 扶着椅背站立，一条腿屈膝在前，另一条腿伸直在后。
- 上身保持平直，做好准备姿势。

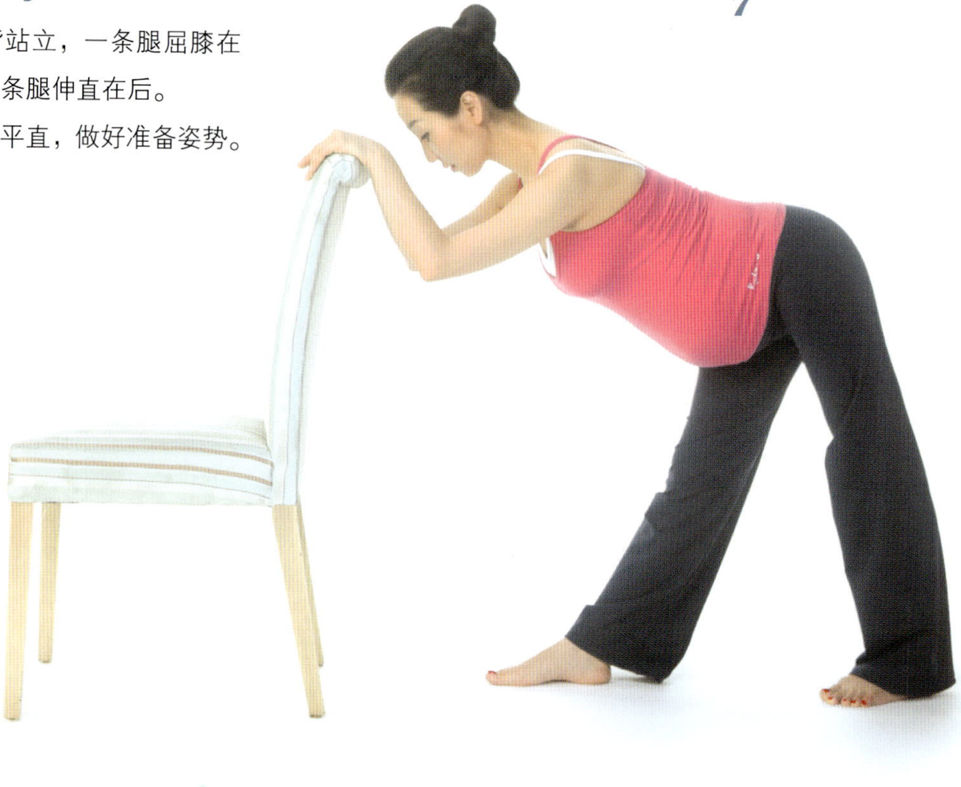

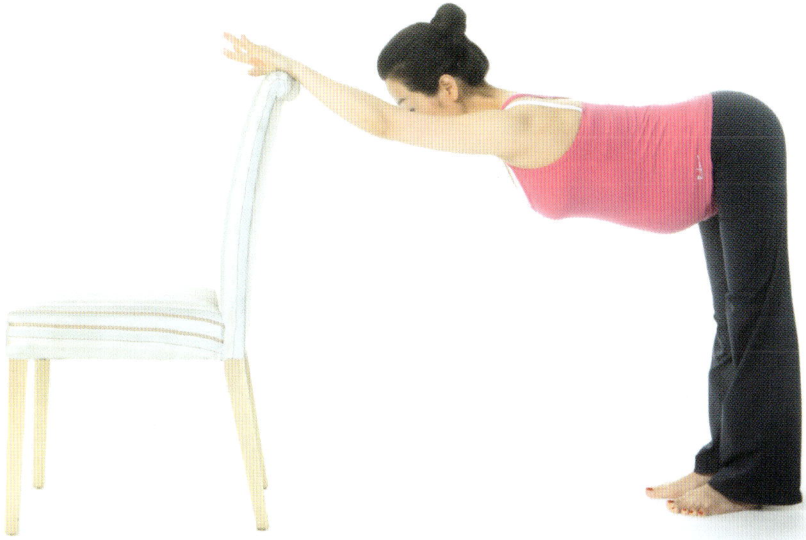

2

Exercise · 动作要领

1. 吸气，背部挺直；呼气，将置于前方的腿伸直，臀部向后挺，用脚跟支撑身体向下运动。
2. 吸气，然后呼气，双脚退后，臀部提起，用伸懒腰的姿态进行拉伸，感受腋下、背部、腿部肌肉完全打开，视线向下，保持姿势3~5分钟，自然调整呼吸。

★ 换另一侧腿，重复上述动作。

Tip · 小帖士

- 此动作通过伸展小腿和脚腕来增强腿部肌肉的力量，能有效缓解腿部浮肿症状。
- 运动过程中，头要位于两臂之间，抬头伸展，腰部才能舒展伸直。

Step 4 / 弓步

左右交替，
反复做6次

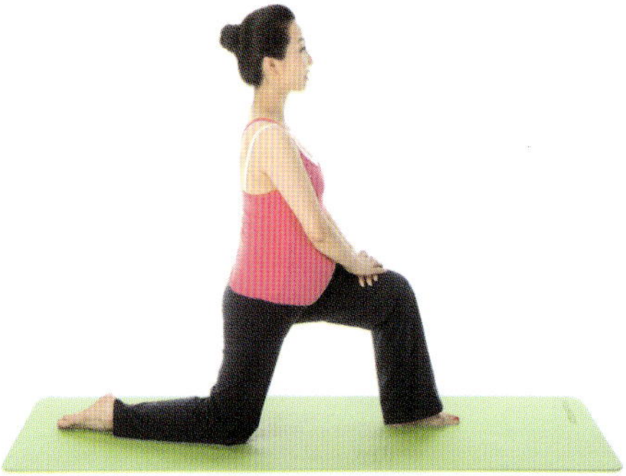

1

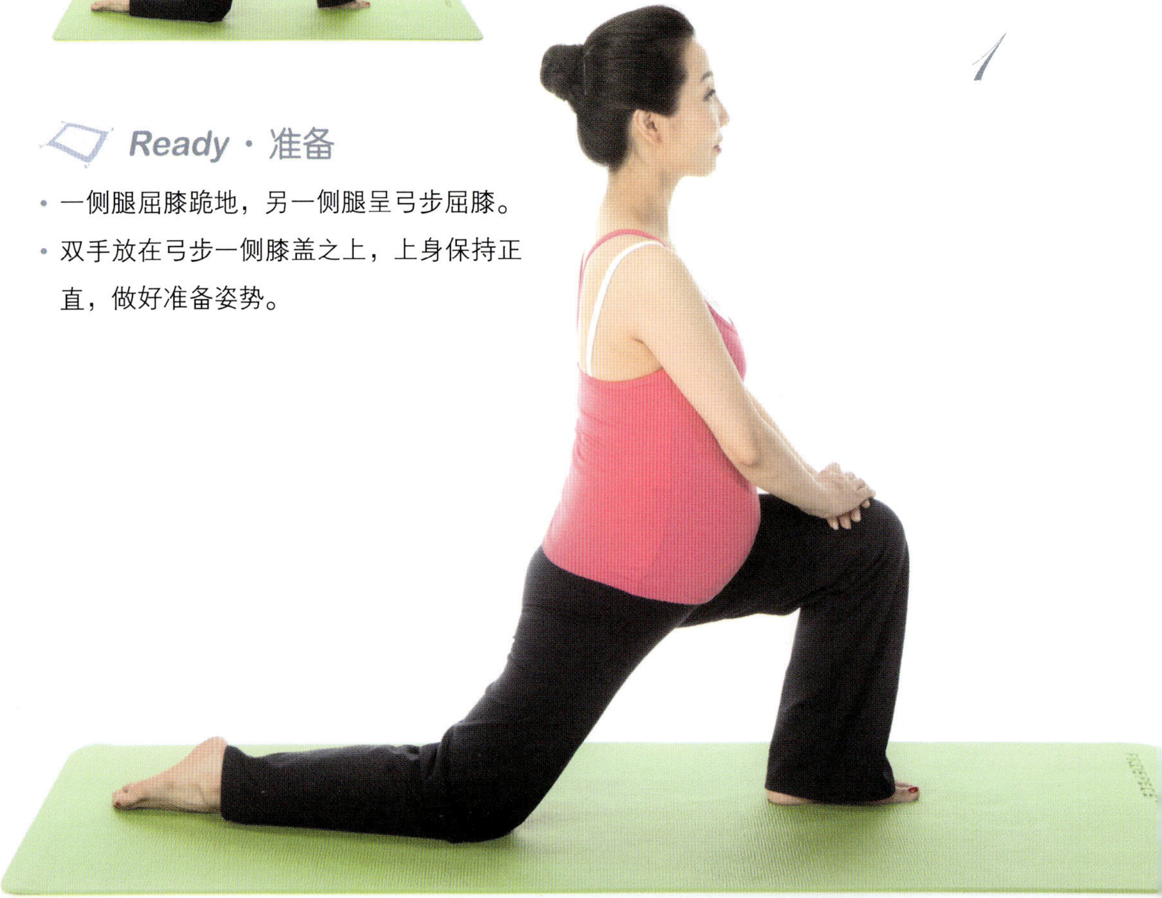

Ready · 准备

- 一侧腿屈膝跪地，另一侧腿呈弓步屈膝。
- 双手放在弓步一侧膝盖之上，上身保持正直，做好准备姿势。

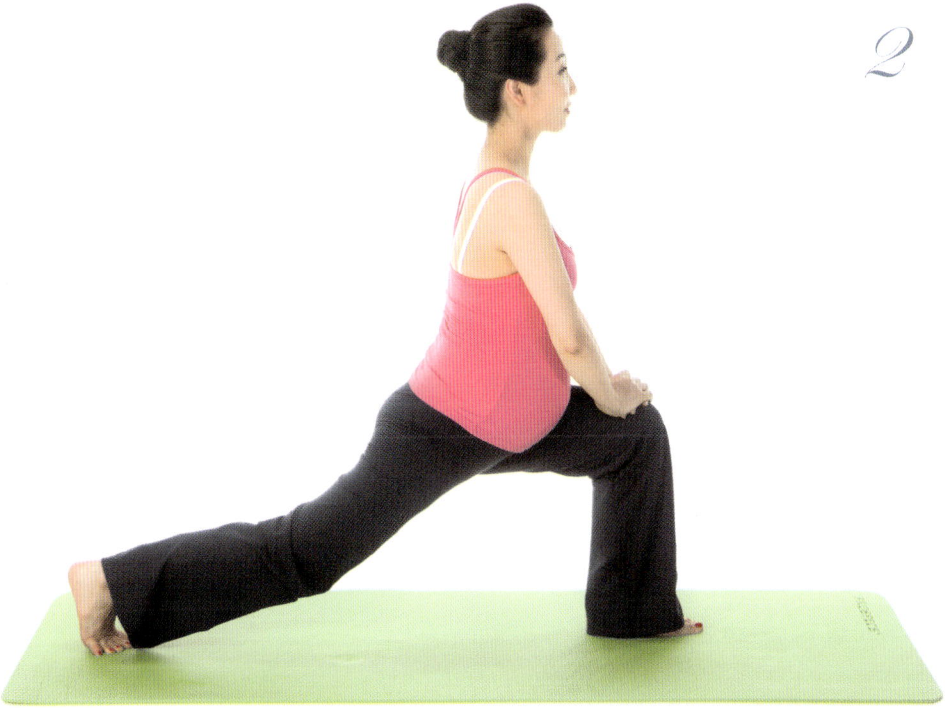

2

Exercise · 动作要领

1. 吸气，背部挺直，目视前方；呼气，臀部向前推，同时将身体重心前移至前侧腿上。
2. 吸气，然后呼气，踮起脚尖，后侧膝盖抬起，离开地面。

★ 换另一侧腿，重复上述动作。

Tip · 小帖士

- 此动作既能伸展双腿，增强腿部力量，美化腿部线条，又能锻炼背部、腰部肌肉，减轻腰酸背痛的症状。
- 膝盖下方放置软垫或者毛巾可以令动作更加舒适。

Step 5 / 猫式伸腿

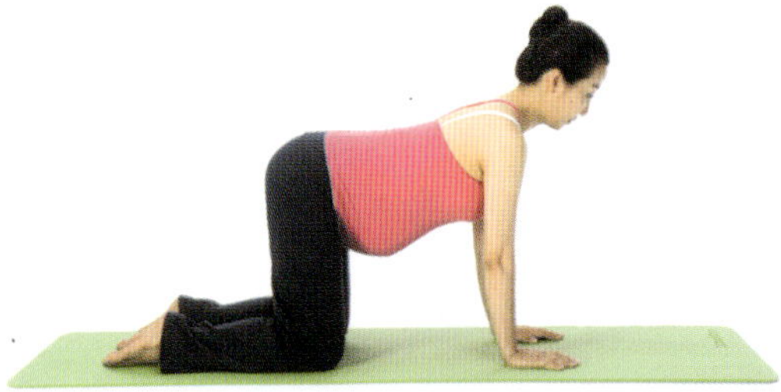

左右交替，
反复做4次

Ready · 准备

- 双膝触地，采取猫式，跪撑在垫上。
- 双手置于肩下，双腿置在骨盆正下方，保持准备姿势。

1

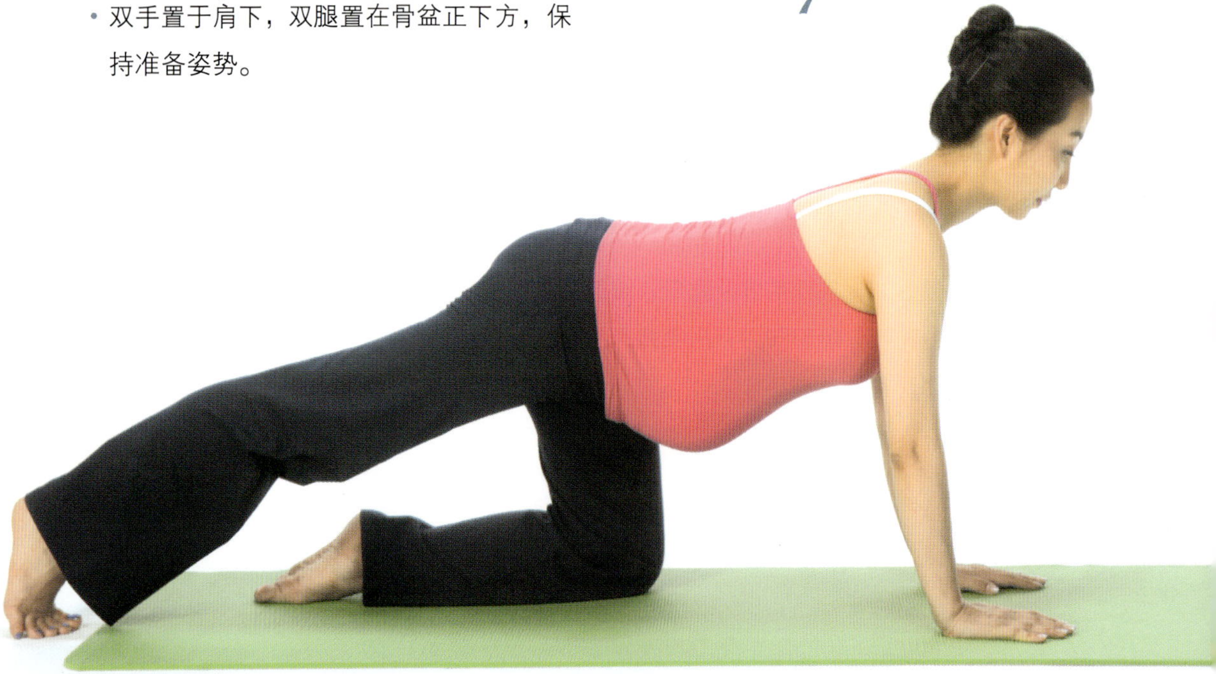

2

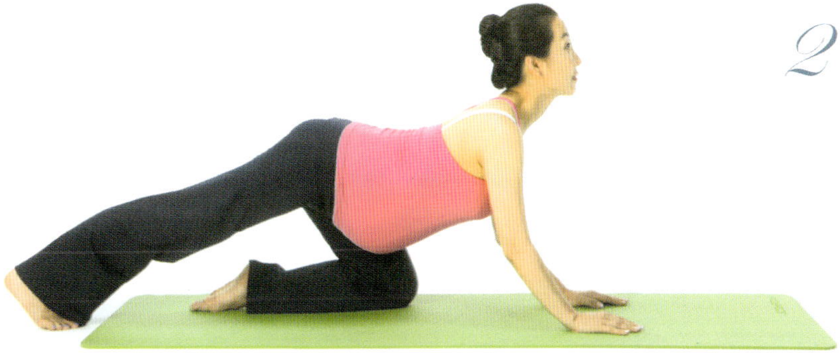

3

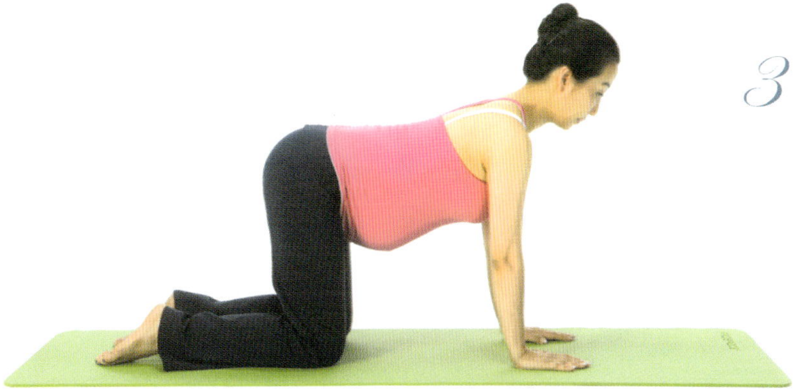

Exercise · 动作要领

1. 吸气，背部挺直，目视地面；呼气，一侧腿向后尽力伸展，脚尖点地。
2. 脚后跟尽力向后推，然后慢慢抬头。
3. 将腿收回，慢慢还原到准备姿势。

★ 换另一侧腿，重复上述动作。

Tip · 小帖士

- 此动作可以同时拉伸手臂和腿部肌肉，并强化其力量。通过控制呼吸，使肩部和颈部放松。
- 膝盖下方放置软垫或者毛巾可以令动作更加舒适。

Step 1 / 股关节伸展运动

左右交替，
反复做4次

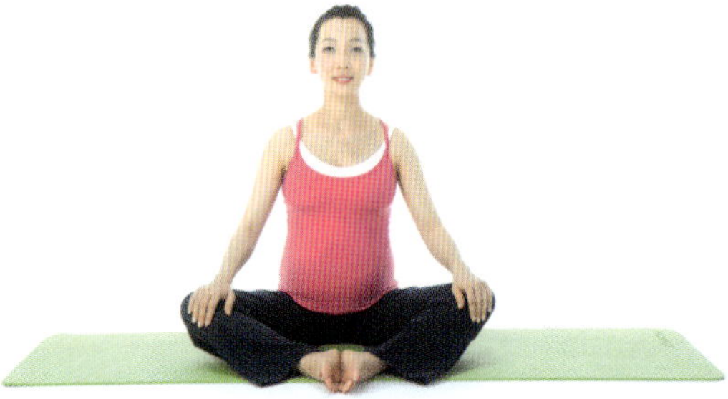

Ready · 准备

- 在垫子上坐下，将重心置于尾骨之上。
- 屈膝，双脚相抵，双手置于膝盖上方。

1

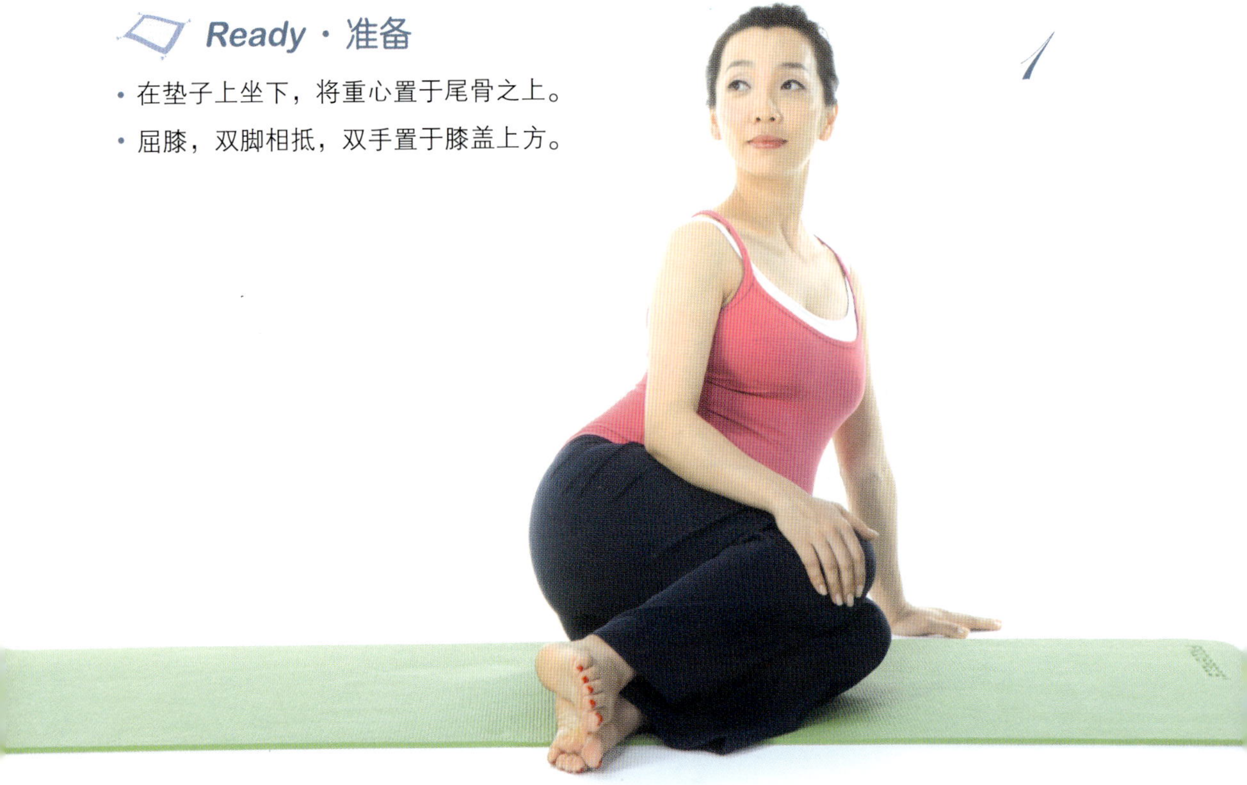

2

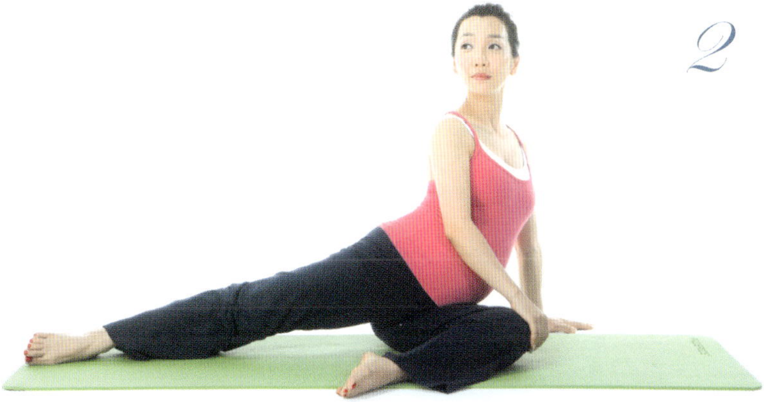

3

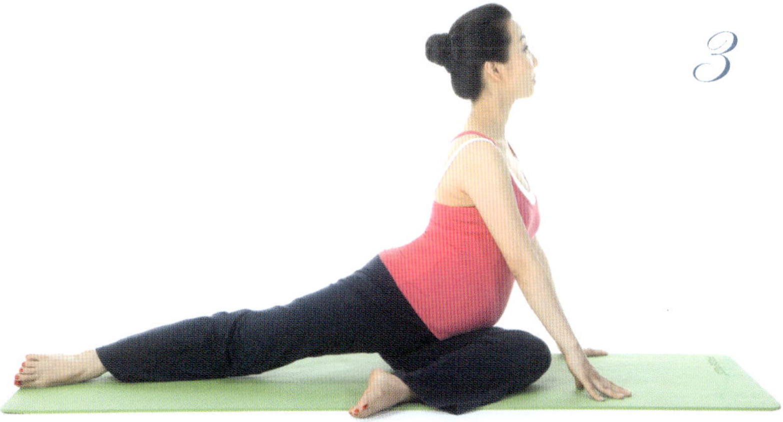

Exercise · 动作要领

1. 吸气，将两侧膝盖叠在一起，背部挺直，想象背部完全打开并向上伸展。
2. 呼气，位于上侧的腿向后侧面伸展。
3. 双手撑地，伸展背部，目光和胸部转向双手撑地的方向。

★ 换另一侧腿，重复上述动作。

Tip · 小帖士

- 此动作可以有效调整骨盆位置，缓解因歪扭的骨盆诱发的腰部痛症，有助于顺产。

Step 2 / 放松股关节1

左右交替，
反复做4次

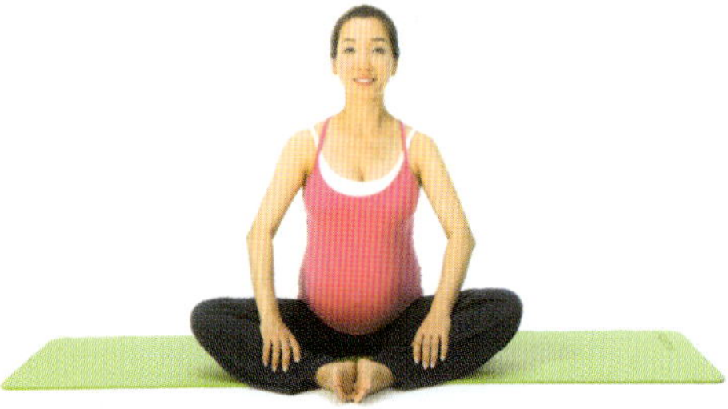

Ready · 准备

- 在垫子上坐下，将重心置于尾骨之上。
- 屈膝，双脚相抵，双手置于小腿处。

1

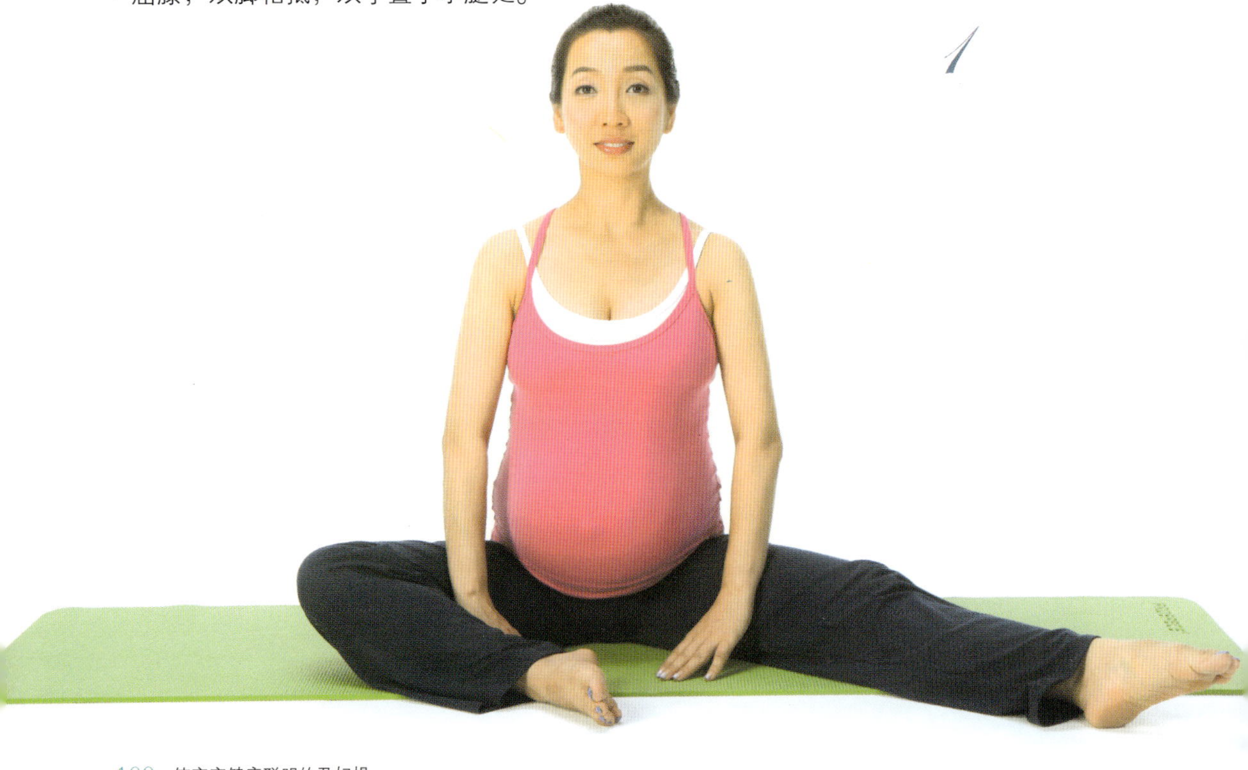

2

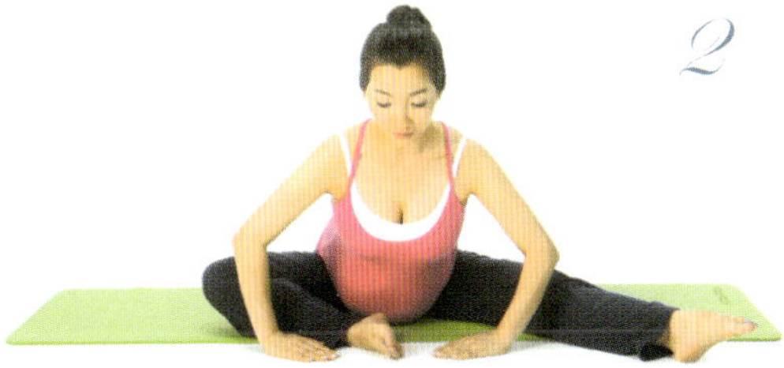

3

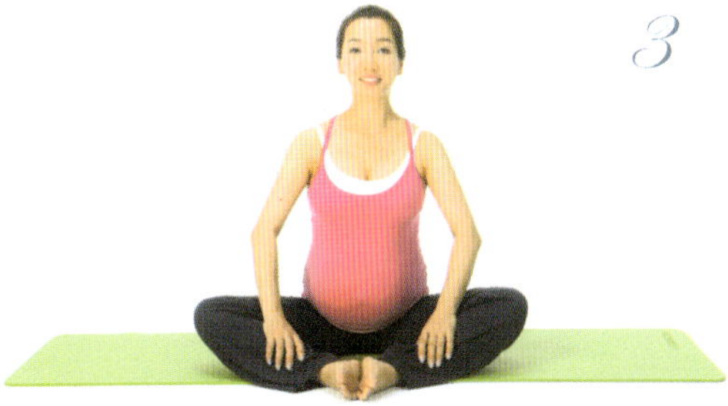

4

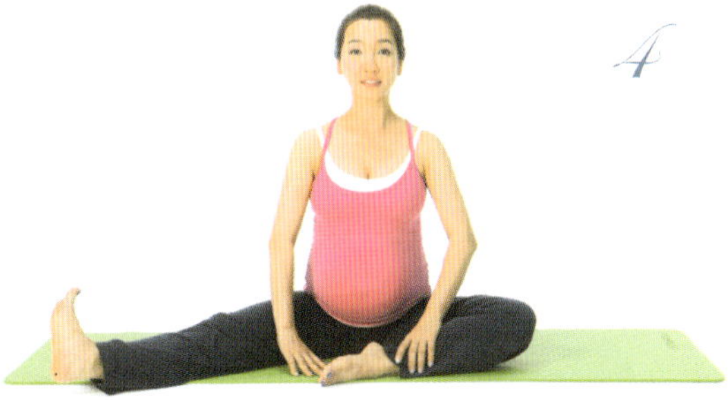

5

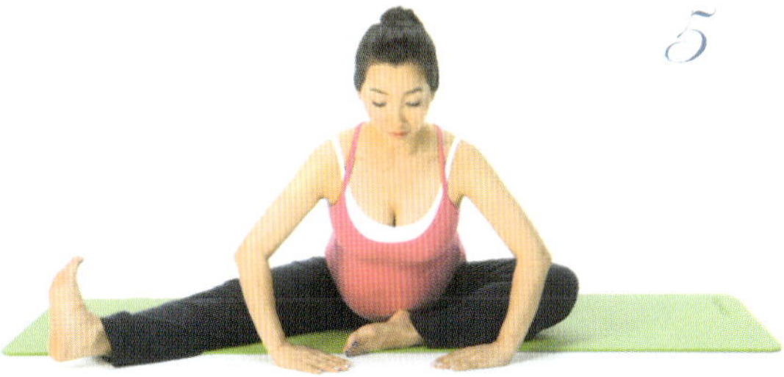

Exercise · 动作要领

1. 吸气，背部挺直，目视前方；呼气，将一侧腿尽力向侧面伸展。
2. 双手撑地，上身尽力前倾。
3. 慢慢还原到准备姿势。

4~5. 换另一侧腿，重复上述动作。

Tip · 小帖士

- 此动作能缓解腿部浮肿，端正骨盆位置。
- 练习时，一次将脚面绷直，一次将脚面勾起，依次重复，效果更佳。

Step 3 / 放松股关节2

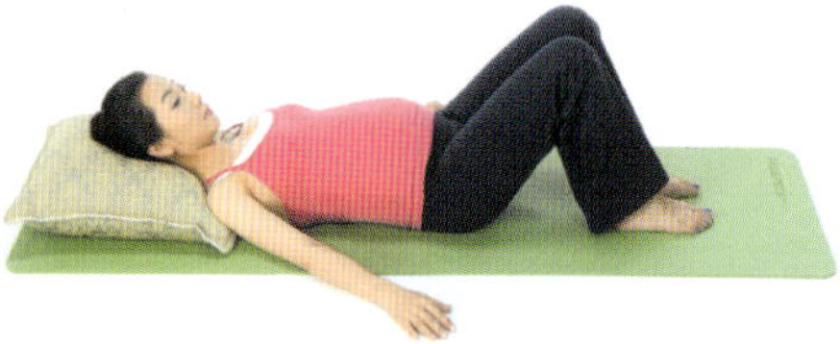

反复做4~6次

Ready · 准备

- 躺卧于垫上，背部着地，屈膝。
- 双臂稍微向两侧打开。

1

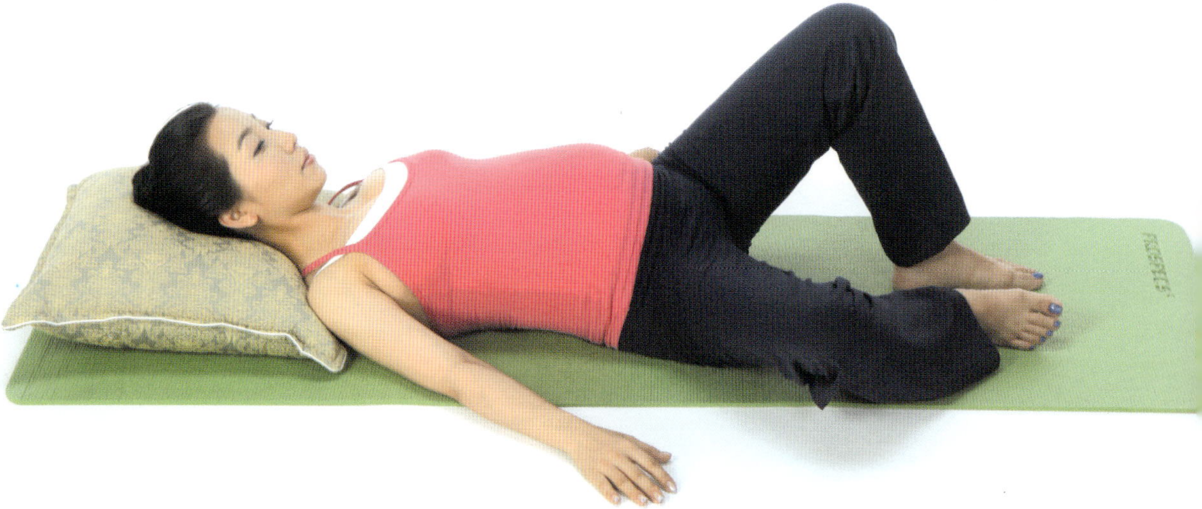

2

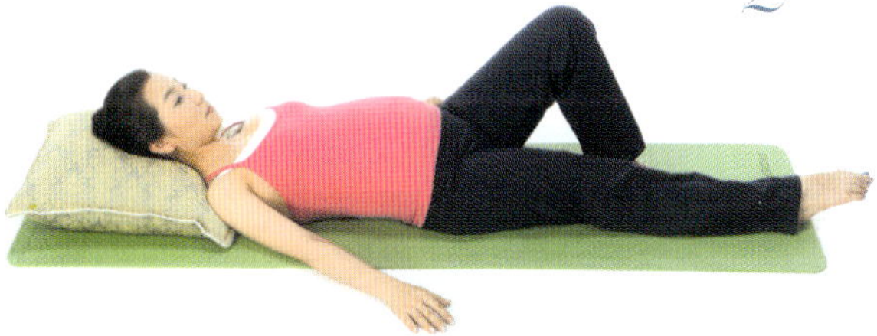

3

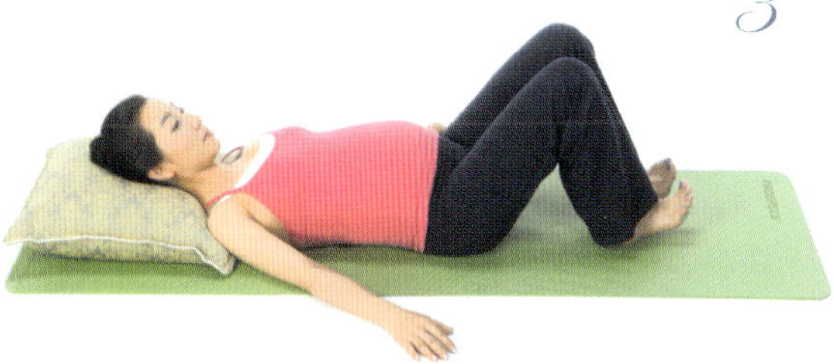

Exercise · 动作要领

1. 吸气，双臂紧贴地面；呼气，膝盖慢慢向两侧打开。
2. 接着，另一侧腿靠着地面尽力伸直。
3. 慢慢还原到准备姿势。
4. 膝盖继续向两侧打开，换另一侧腿，重复上述动作。
5. 最后，双腿伸直，调整呼吸，全身放松。

4

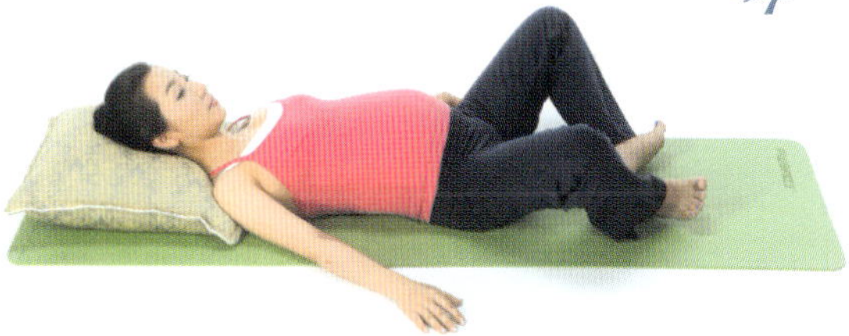

Tip · 小帖士

- 做此动作时，尽量保持臀部着地，双腿稍分开即可。
- 躺在地上时，注意头部不能太低。请记住：所有躺着的运动都要将头部垫高，使其略高于腹部。

5

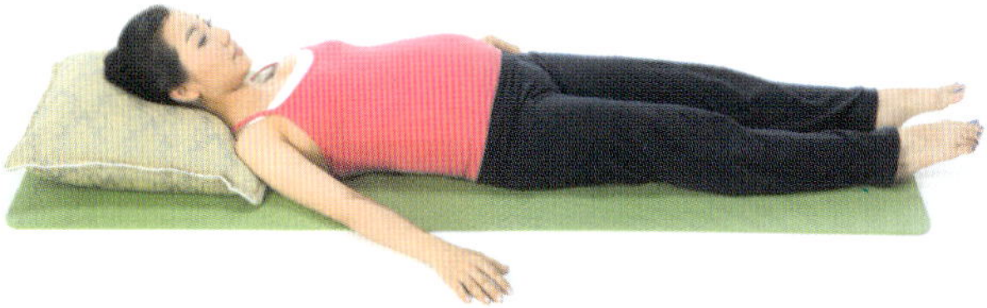

Step 4 / 放松股关节3

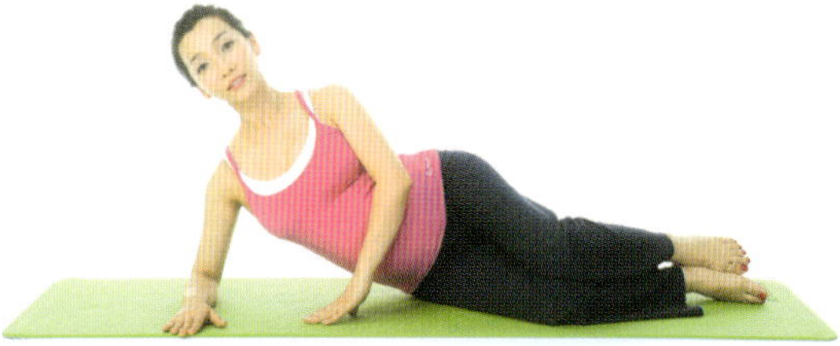

左右各反复做8次

Ready · 准备

· 侧卧，以手撑地，双腿并拢，屈膝。

1

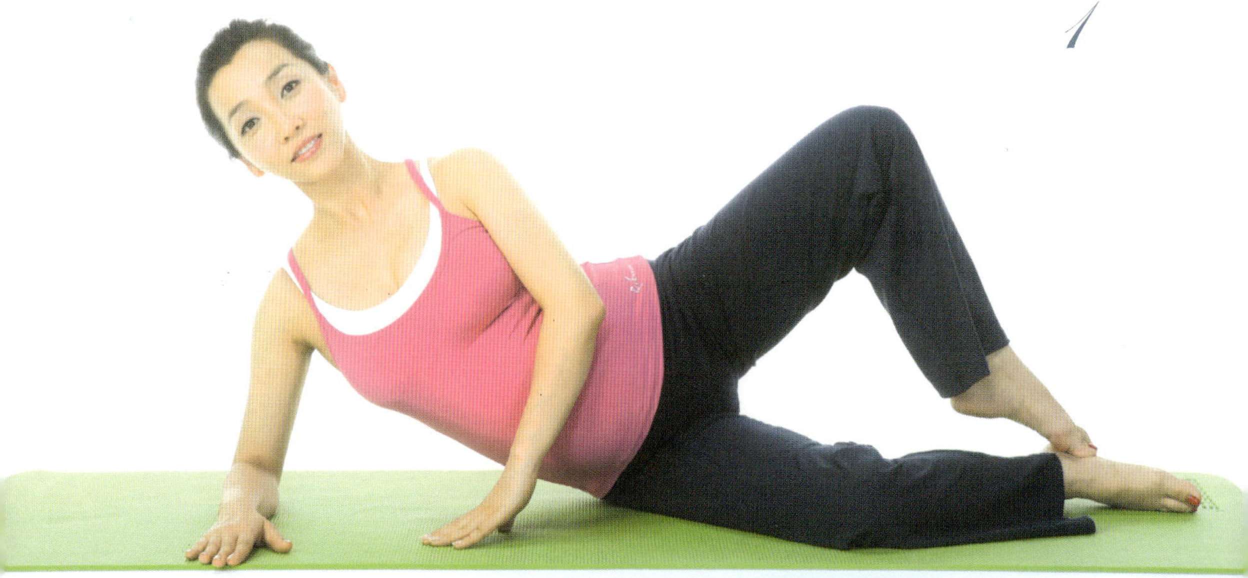

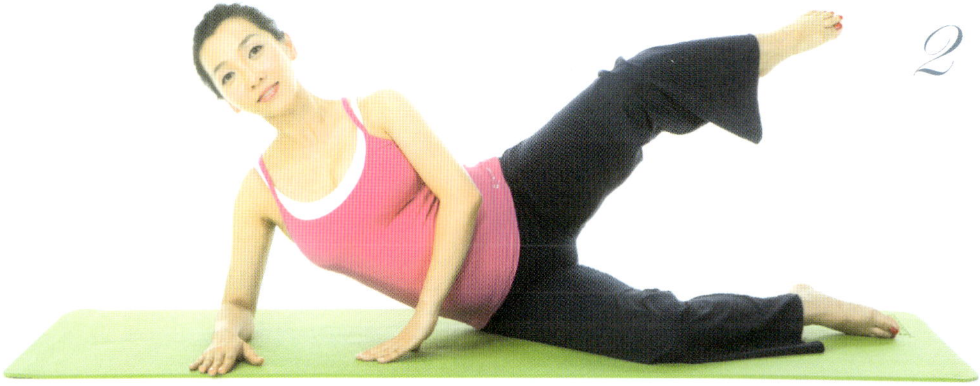

2

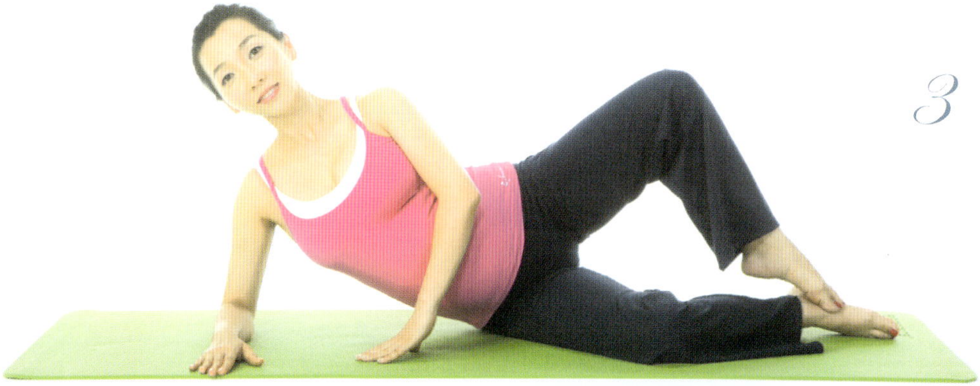

3

Exercise · 动作要领

1. 吸气，目视前方；呼气，上侧膝盖向上提起。
2. 再次吸气并呼气，腿完全提起。
3. 慢慢还原到准备姿势，继续做腿部提起动作。

★ 将身体翻转到另一侧，以同样姿势侧卧，重复上述动作。

Tip · 小帖士

- 此动作通过在骨盆处将双腿打开进行运动，可以同时强化股关节与双腿力量。

Step 5 / 侧身单腿画圆

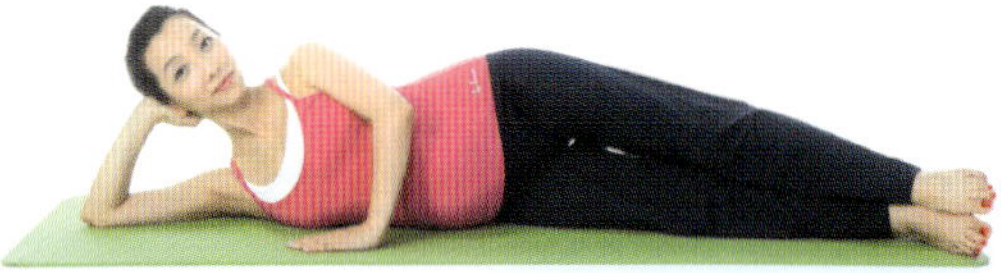

左右顺时针和逆时针方向各反复做10次

Ready · 准备

- 侧卧，单手撑住头部，双腿并拢，向下用力伸展。
- 另一只手放在胸前，撑住地面。

1

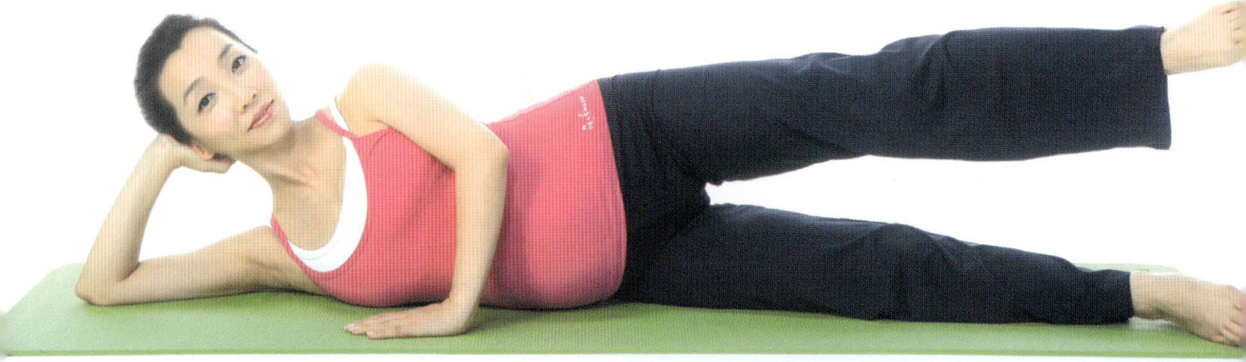

2

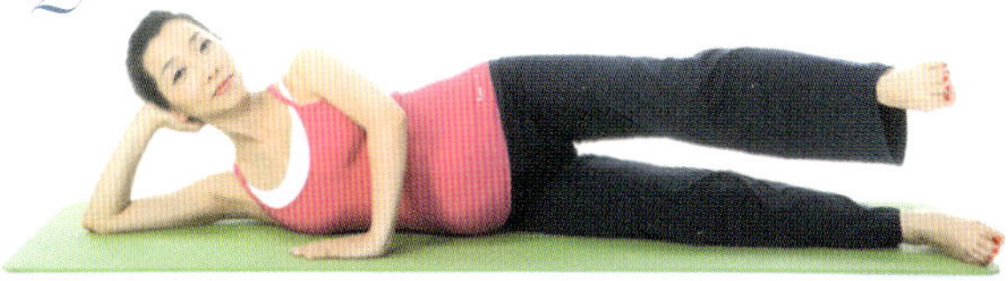

3

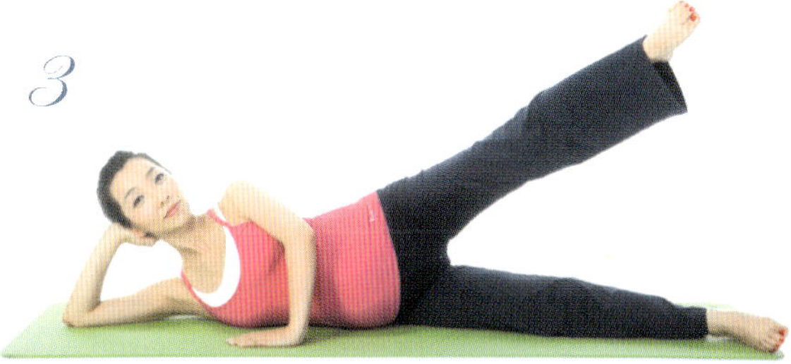

4

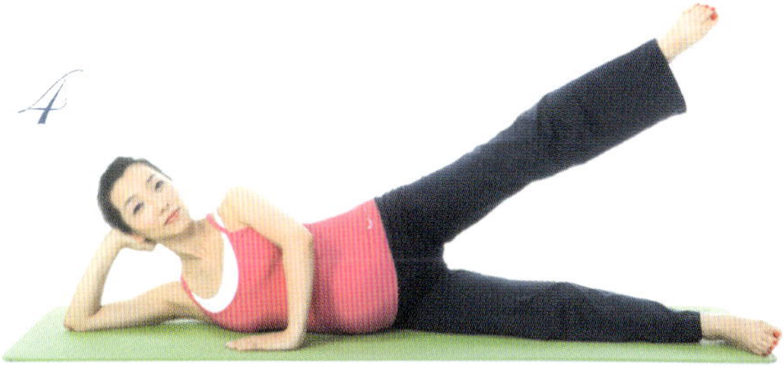

5

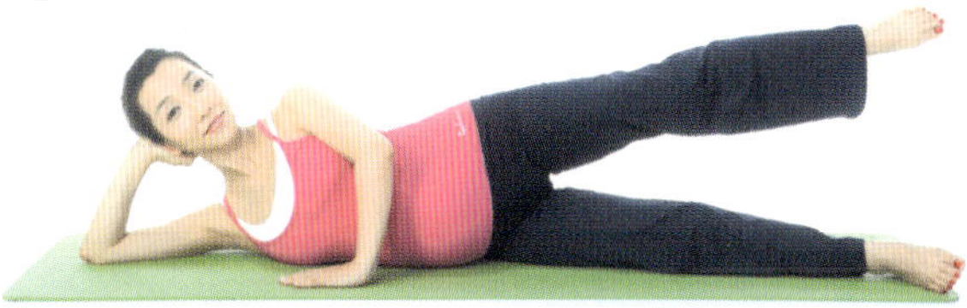

Exercise · 动作要领

1. 吸气，一侧身体紧贴地面；呼气，上腿抬起，努力伸展至骨盆高度，体会腿部慢慢延伸的感觉。

2~5. 再次吸气并呼气，用小腿画小圆，以顺时针和逆时针方向交替运动。

★ 将身体翻转到另一侧，以同样姿势侧卧，重复上述动作。

Tip · 小帖士

- 该动作可以增强股关节周边力量并使腿部线条更加柔美。
- 运动过程中，切忌双腿弯曲。
- 如果做此动作比较吃力，可以用枕头来代替单手撑住头部的姿势。
- 坚持画小圆就能达到很好的效果，一定要避免过度用力去画大圆。

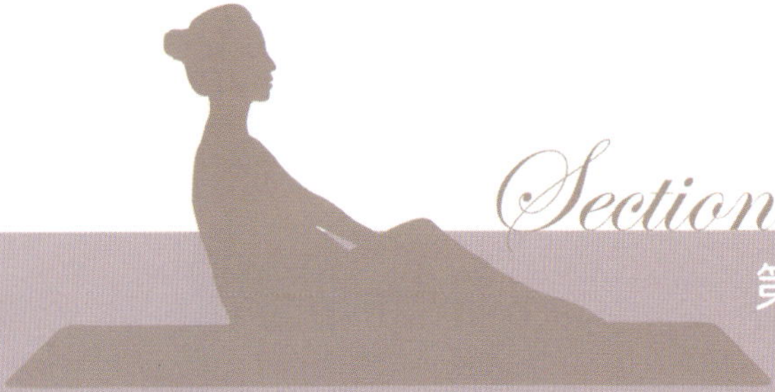

Section 4

第4部分

Core of Body · 重要部位运动

腰腹部运动

怀孕中，孕妈咪渐渐突起的肚子，都是由腰部力量来负责支撑。

由于脊椎弯曲、肌肉力量不断下降，腰腹部产生的痛症尤为明显。因此，对其进行积极的关心与管理是非常必要的。

这一时期，孕妈咪需要对作为身体中心的腰腹部进行集中性的保护与强化锻炼。

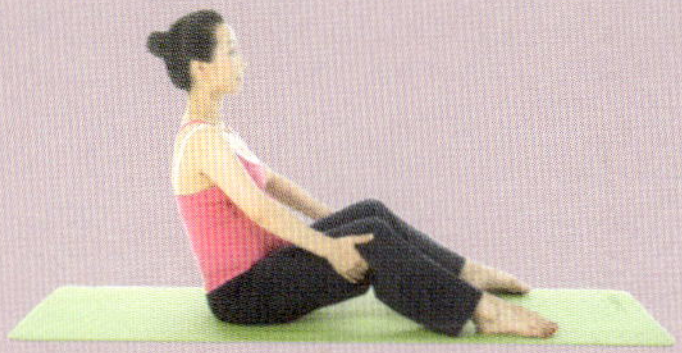

腰腹部运动可以有效预防早产，并有助于产后恢复

随着肚子渐渐变大，腹部韧带承担的重量也会越来越大。为了有力支撑腹部，预防其对腰部的过度伤害，必须要预先做好腰腹部的肌肉强化运动。

腰腹部运动不仅能有效预防早产，对于分娩以后打开的骨盆以及松弛的腹部肌肉的恢复，也有极其突出的作用，所以在每一阶段的锻炼中都不应忽视。

腰腹部运动可以有效缓解腰痛，让妈妈和宝宝更加舒适

如果肚子与腰部周边的肌肉力量变弱，腰痛就会变得更加严重。强化腹部与腰部的肌肉，可以防止腰部韧带脱出，对腰椎起到一定的保护作用。

腰腹部运动充分考虑到妈妈的身体状态与宝宝的健康，请尽量感受与肚中的宝宝心血相连的感觉，愉悦地进行运动。

练习列表

让变大的肚子更有弹力：后仰还原动作 | 蜷身后仰还原动作 | 仰卧双腿动作 | 腹肌运动 | 100回呼吸

Step 1 / 后仰还原动作

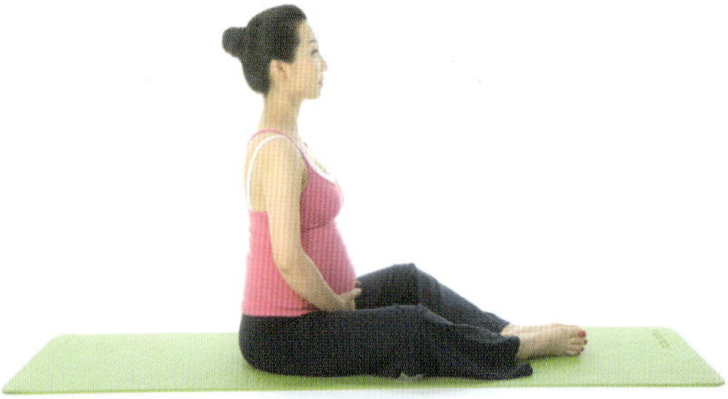

反复做6~8次

Ready · 准备

- 膝盖左右分开，坐于垫上，双手环抱肚子。
- 上身正直，保持准备姿势。

1

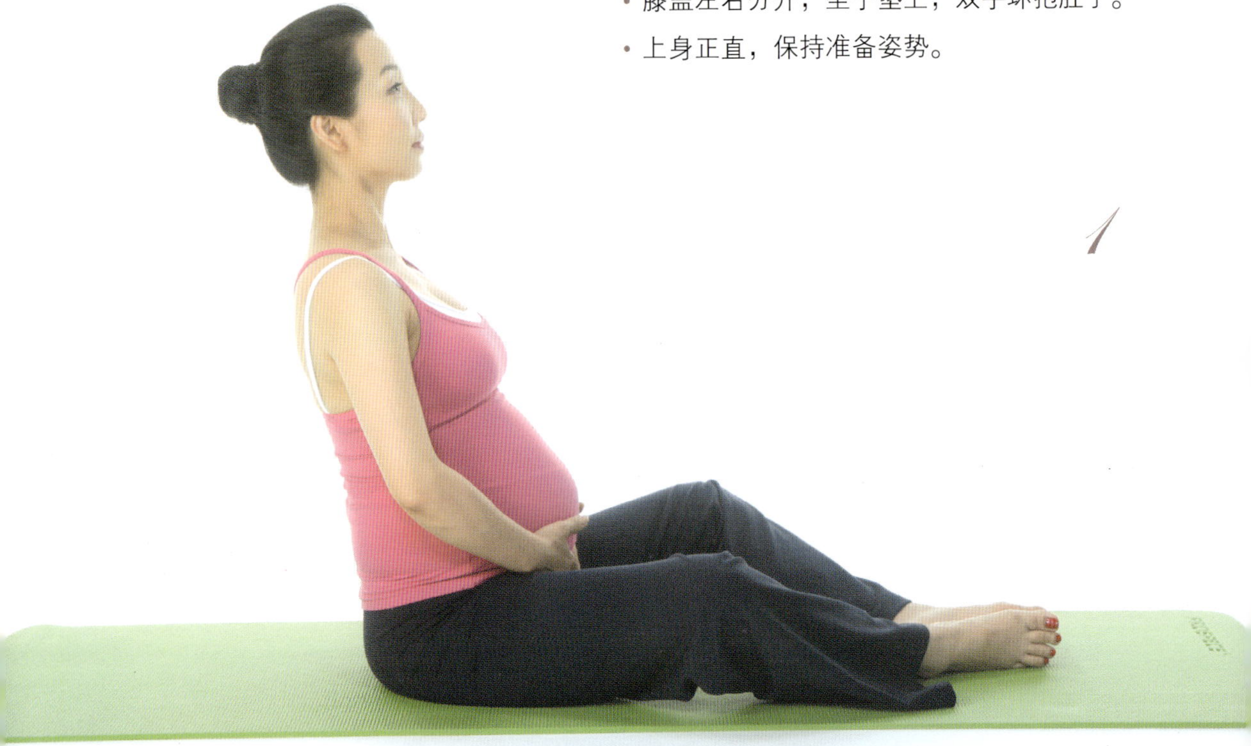

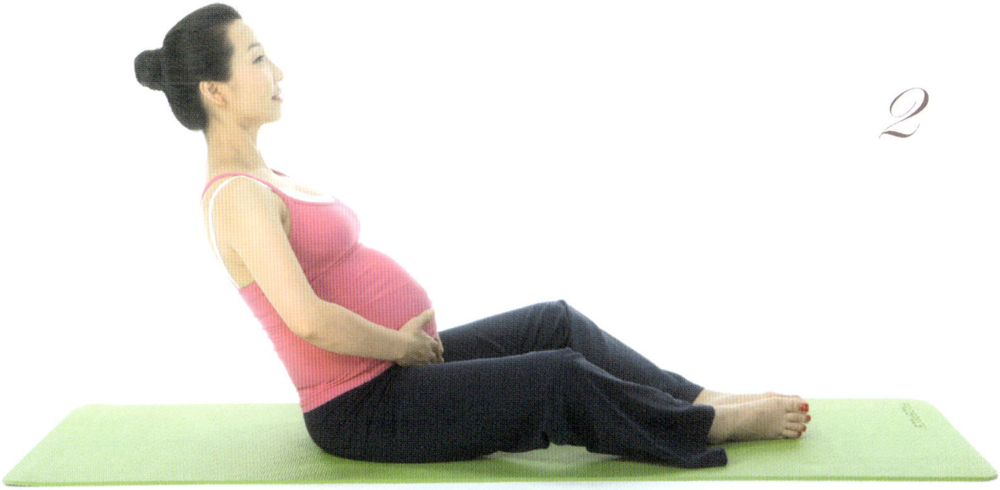

2

Exercise · 动作要领

1. 吸气，背部挺直；呼气，保持背部正直，身体慢慢向后仰。
2. 继续慢慢向下用力，身体后仰到能承受的限度即可。

Tip · 小帖士

- 足月时，孕妈咪的子宫要比怀孕前增大将近1000倍。因此，支撑肚子的腹部肌肉就变得尤为重要。
- 通过运动来增强腹肌，不仅可以更好地保护宝宝，同时也会使产后恢复更加迅速。

Step 2 / 蜷身后仰还原动作

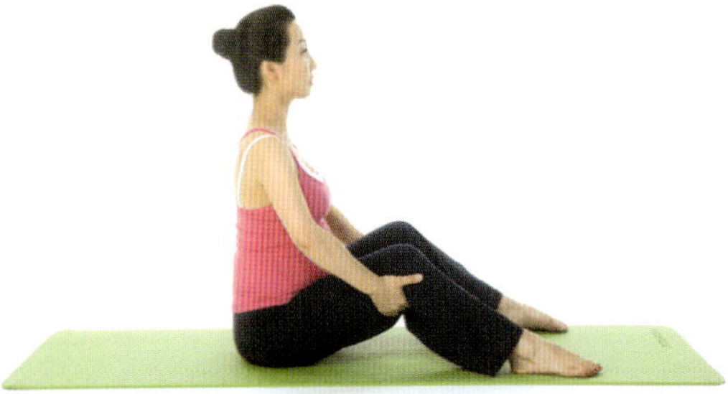

反复做6~8次

Ready · 准备

- 膝盖抬起，坐于垫上。
- 双手抓住两侧大腿，双脚脚背稍弯，保持圆形。
- 背部正直，保持准备姿势。

1

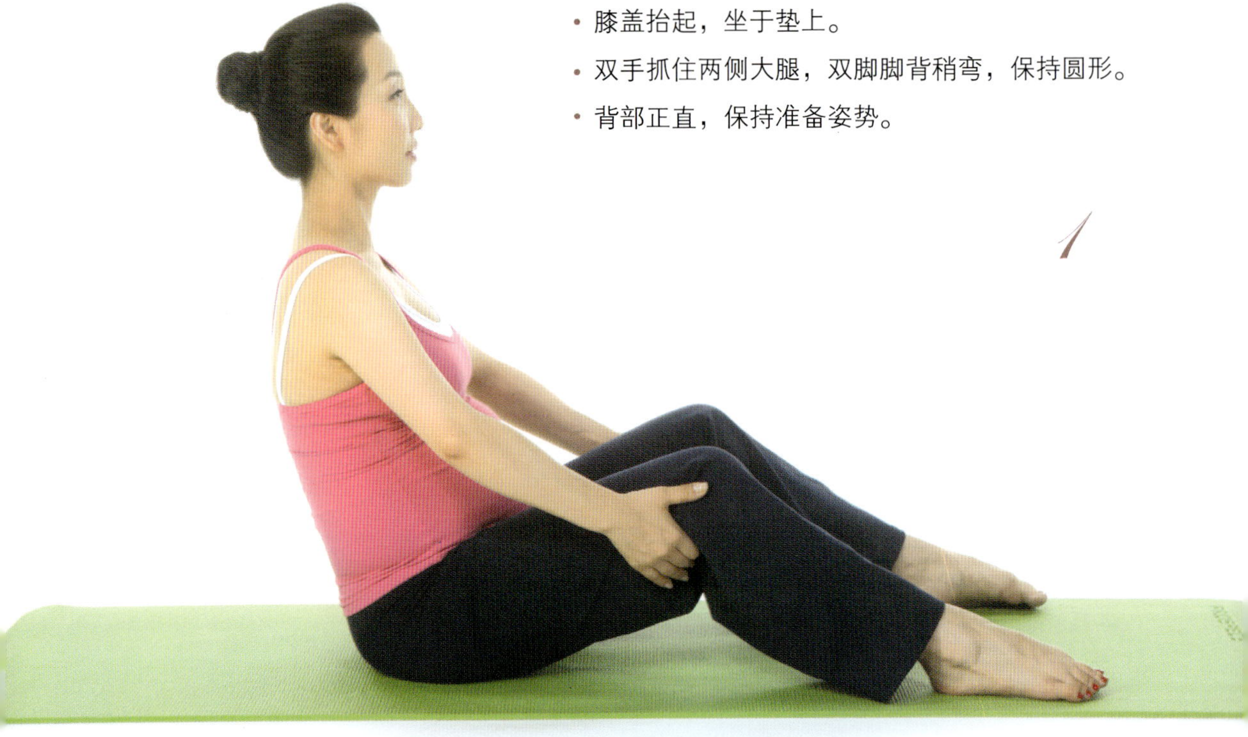

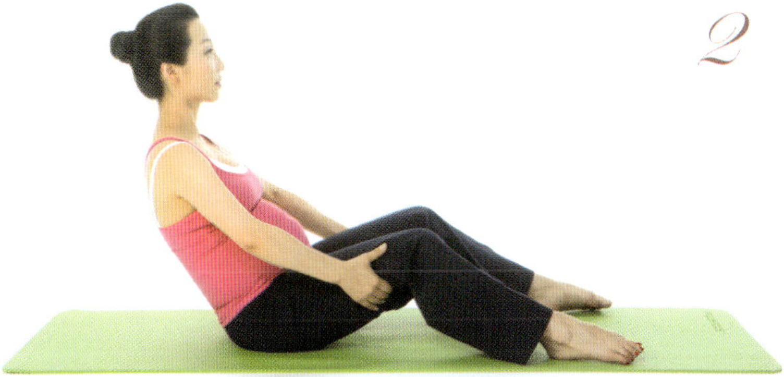

2

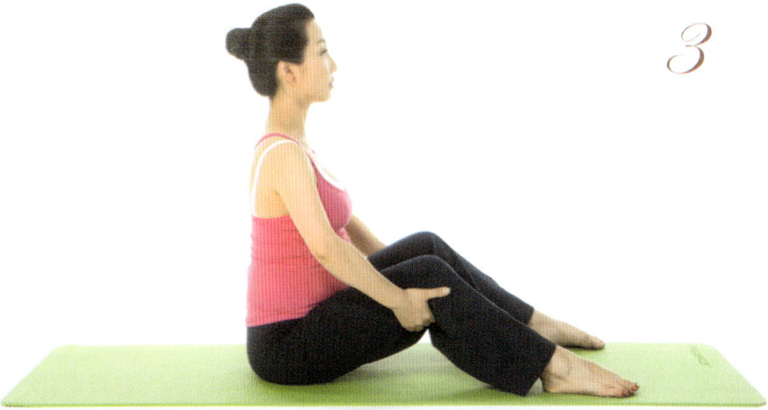

3

Exercise · 动作要领

1. 吸气，双手紧抓大腿；呼气，尾骨开始慢慢向后向下压。
2. 继续慢慢向下用力，身体后仰到能承受的限度即可。
3. 慢慢还原到准备姿势。

Tip · 小帖士

- 此动作能锻炼腰腹部肌肉力量，让变大的肚子更有弹力。
- 在运动过程中，肩、颈部不要用力，保持放松。

Step 3 / 仰卧双腿动作

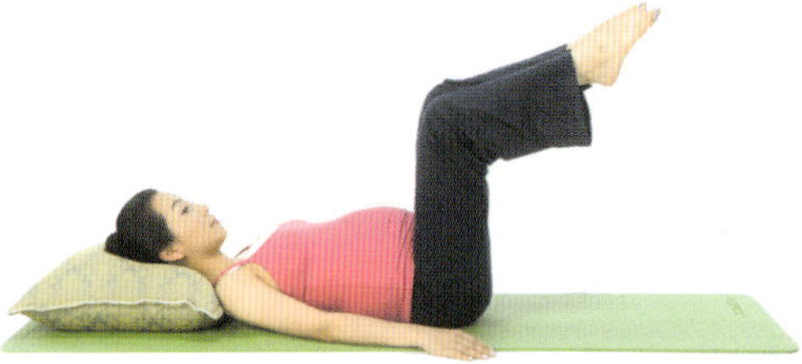

反复做6~8次

Ready · 准备

· 仰卧于垫上，屈膝抬双腿。

1

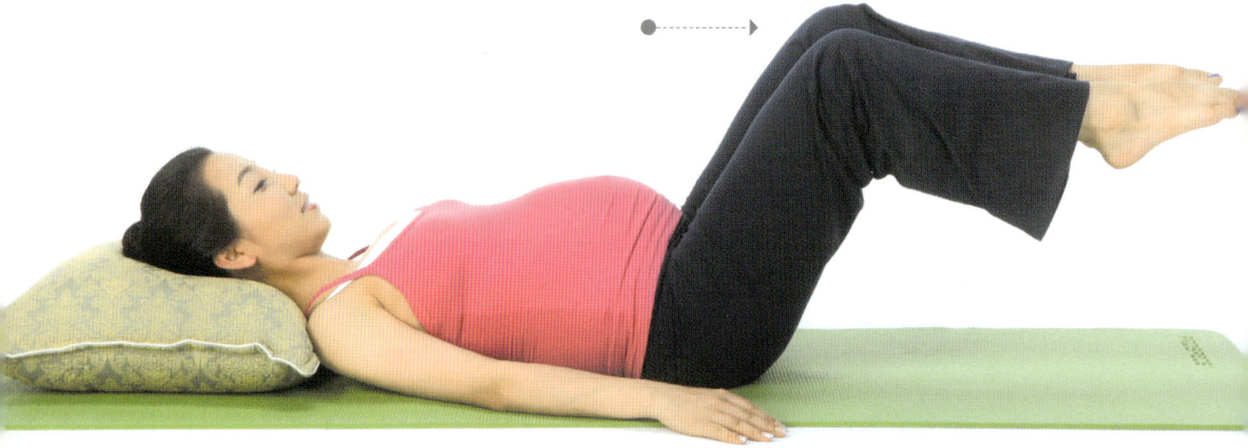

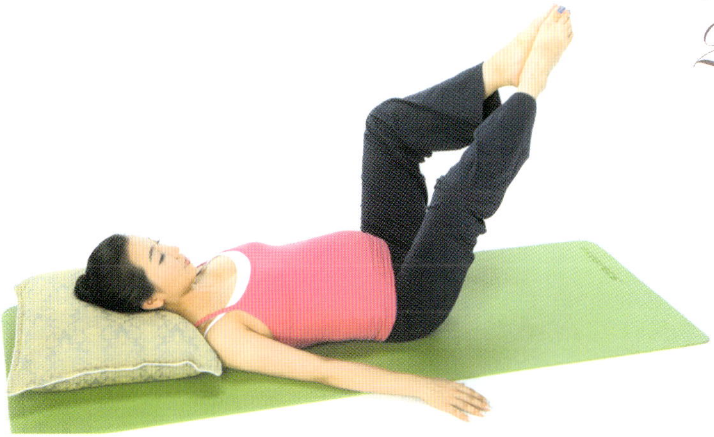

2

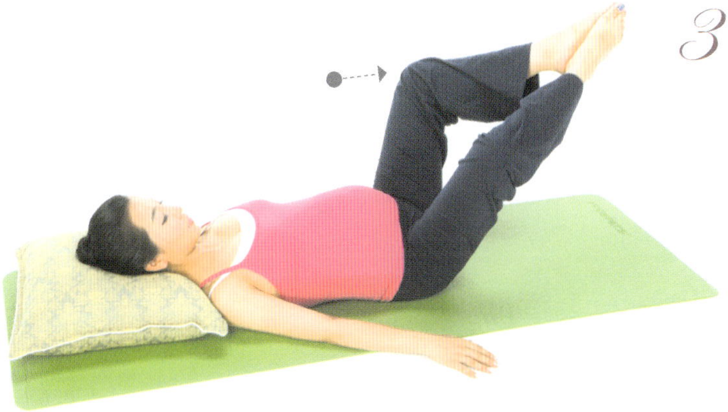

3

Exercise · 动作要领

1. 吸气，背部紧贴地面；呼气，保持腰部不动，双腿缓缓落下。
2. 吸气，屈膝抬腿，双脚并拢，两膝分开，双腿呈青蛙式，体会下腹部的紧张感。
3. 呼气，保持腰部不动，双腿缓缓落下。

Tip · 小帖士

- 此动作对腰部不会有过重的压迫，是一个对妈妈和宝宝来说均有益的运动。
- 运动过程中，一定要保持头部比腹部略高！动作的瞬间，请体会下腹部充盈着一股让人心情愉悦的力量。

Step 4 / 腹肌运动

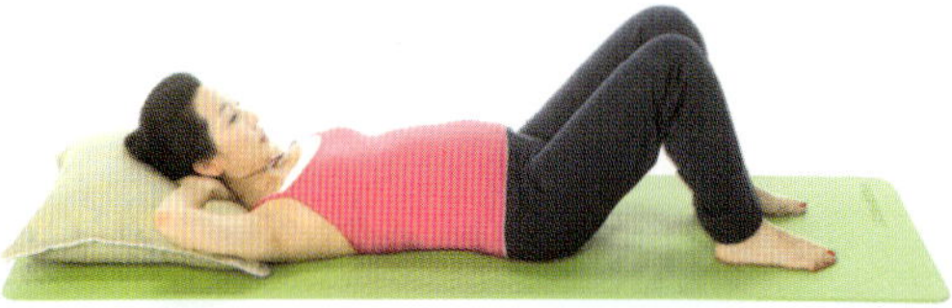

正面、侧面
各反复做4次

Ready · 准备

- 仰卧于垫上，屈膝。
- 双手置于脑后，十指交叉，双肘向两侧打开。

1

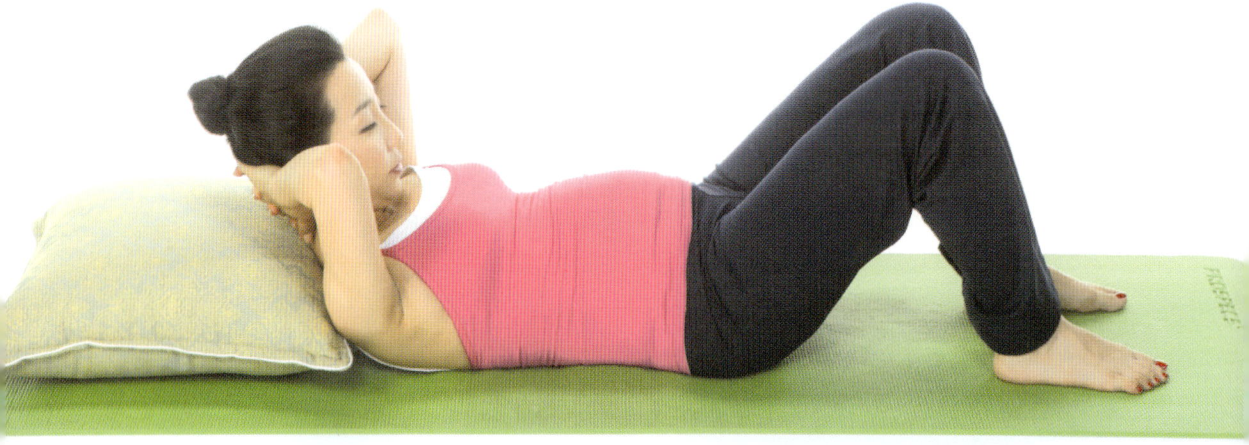

2

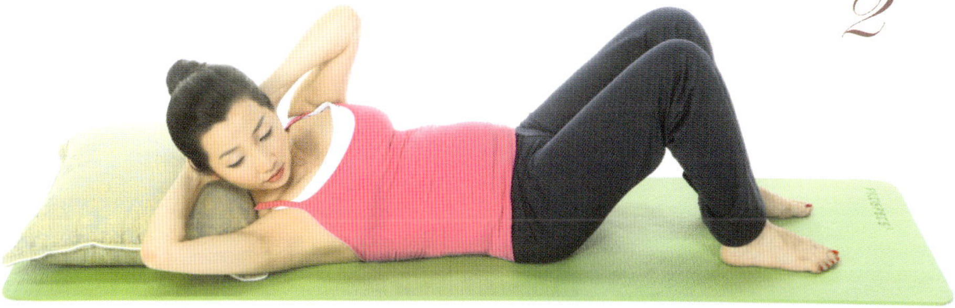

3

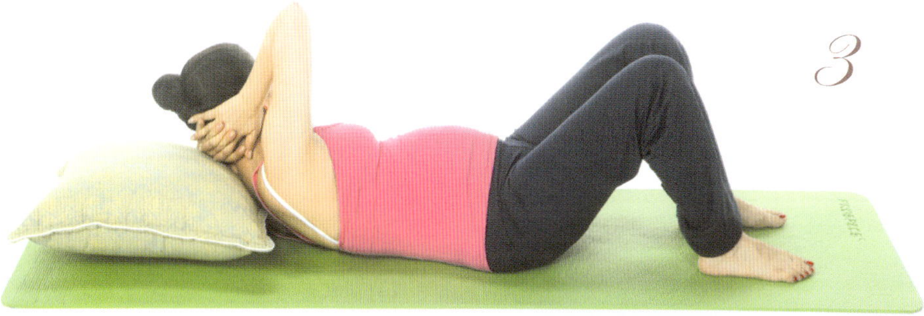

Exercise · 动作要领

1. 吸气，背部紧贴地面；呼气，上身向膝部方向抬起。再次吸气，呼气，身体慢慢还原到准备姿势。
2. 吸气，然后呼气，一侧肘部用力，向相反方向的膝部靠近。再次吸气，呼气，身体慢慢还原到准备姿势。
3. 换到相反方向，重复上述动作。

Tip · 小帖士

- 此动作能强化锻炼腰腹部肌肉力量。
- 运动过程中，一定要保持头部比腹部略高！

Step 5 / 100回呼吸

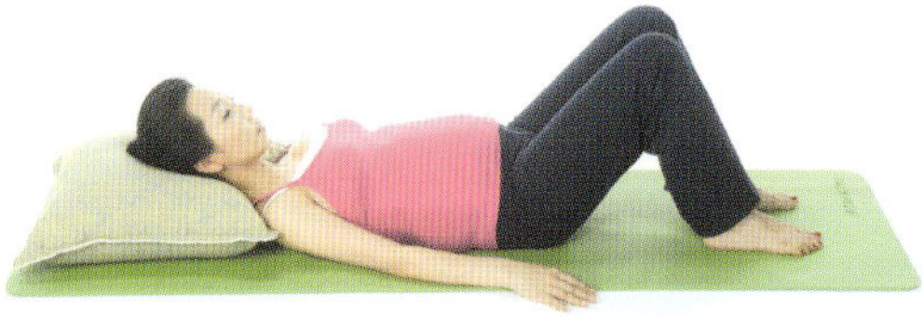

反复做10次

Ready · 准备

- 仰卧于垫上，双腿屈膝。
- 双臂自然放于身体两侧。

1

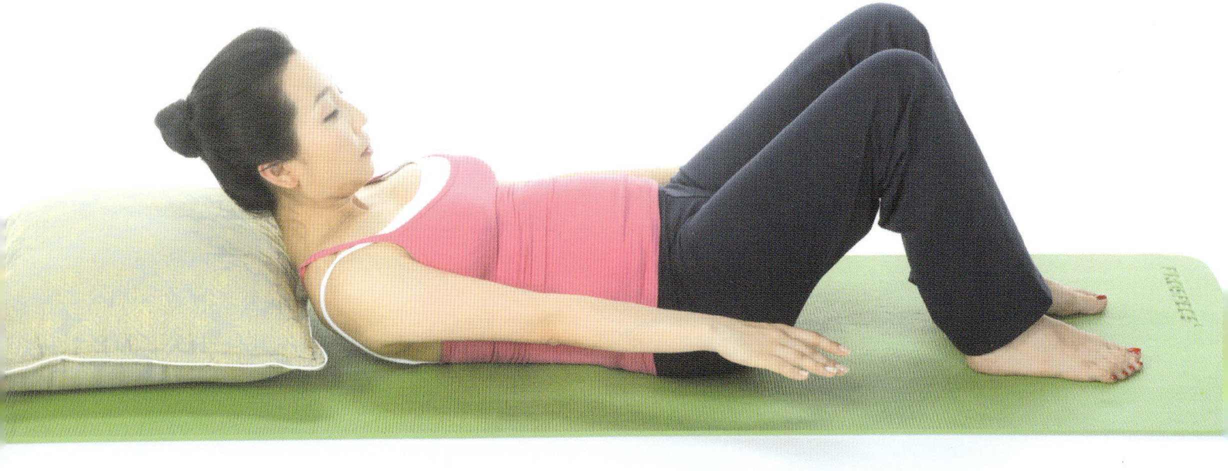

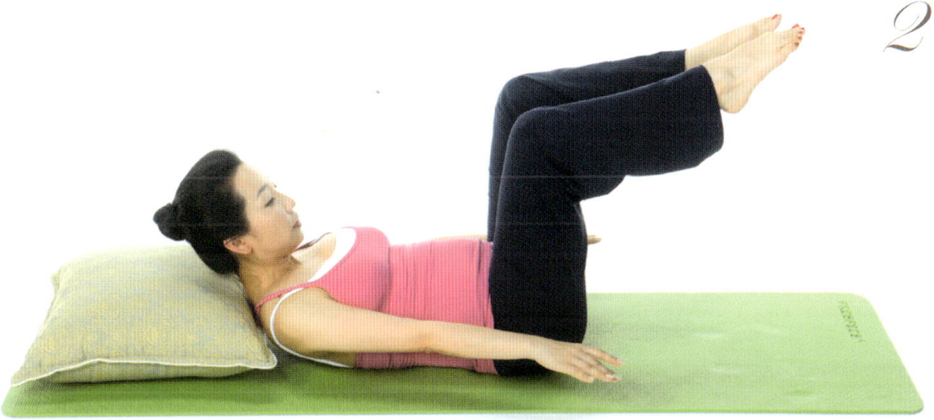

2

Exercise · 动作要领

1. 吸气，背部紧贴地面；呼气，头部带动上身抬起，双臂尽量向前延伸，保持姿势。吸气，双臂上下运动，做打气动作；呼气，双臂继续做打气运动，保持呼吸10次。再重复此动作10次，完成100回呼吸。
2. 如果希望增加运动的强度和难度，也可以努力尝试屈膝90度来完成此动作。

Tip · 小帖士

- 双臂延伸，可以使臂部及腰部线条更加优美。
- 运动过程中，请保持头部比肚子略高。
- 如果做此动作比较吃力，可以用一只手扶住脖子，或者不抬头，只通过呼吸与臂部动作同样能达到运动的效果，切勿过度勉强。
- 做完此动作后，需要左右转动脖子，缓解颈部的紧张感。

Caution · 特别注意

刚开始尝试100回呼吸时，孕妈咪有可能会因血压升高而感到眩晕。如果感到不适，请立即停止动作，休息片刻。哪怕只坚持了10回呼吸都没有关系，可以在以后的锻炼中渐渐增加呼吸次数。

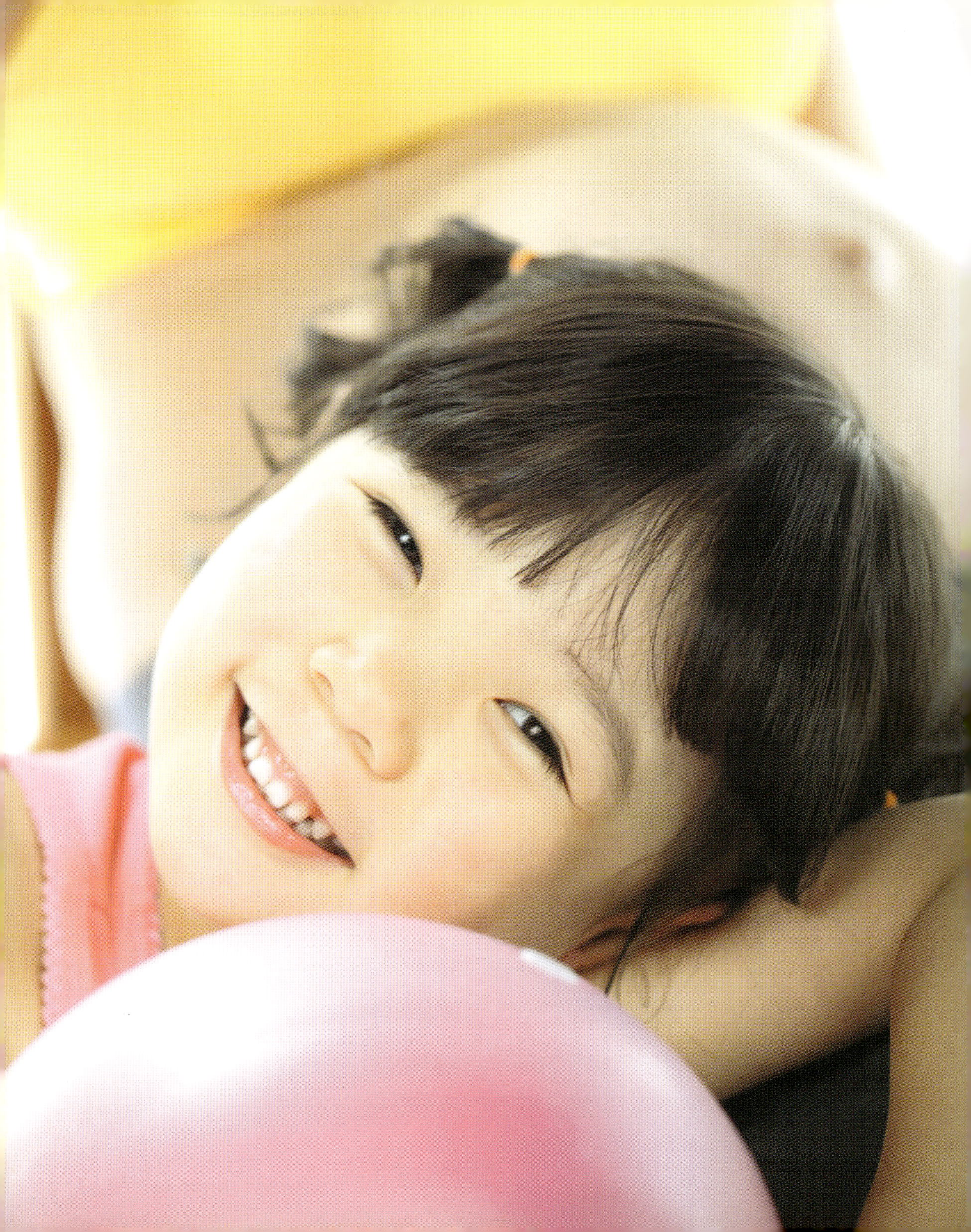

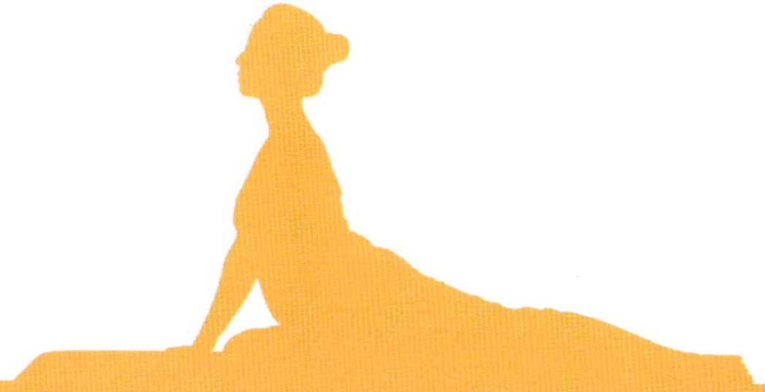

/ Part 3 /

治疗孕期 各种症状的套式方案

怀孕是幸福而美丽的，但孕妈咪的身体可能会出现很多前所从未有的各种不同的症状。由于不知道这些症状可能对宝宝产生怎样的影响，妈妈心里总是充满着忐忑与不安。其实，大多数轻微的症状都是正常现象，并不会对妈妈的身体以及宝宝的发育产生特别的影响。

现在，让我们一起充分利用已经熟悉的孕妇操动作，有针对性地来缓解孕期的不适症状。我们需要牢记的是，拥有更积极正面的心态以及自信地去面对生活，才是最为正确的生活态度。

套式方案索引

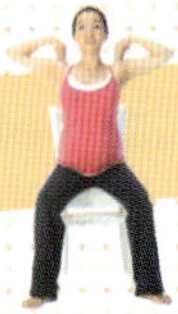

头痛

由于孕期血液循环不通畅，孕妇很容易就会感觉头痛。此外，怀孕的不适以及对分娩的恐惧，都会增加孕妇心理上的负担感，成为头痛的诱因。

特别是对于神经敏感的妈妈来说，头痛的情况尤为常见。这个时候，进行轻松的户外散步或者促进血液循环的运动，可以有效缓解头痛。

· 缓解头痛的动作

顺序	动作	初期（0~3个月）	中期（4~7个月）	末期（8~10个月）
1	感受呼吸	8~12次	8~10次	6~8次
2	手握毛巾呼吸操	12~14次	10~12次	8~10次
3	配合呼吸活动颈部	顺时针及逆时针方向，各8~12次	顺时针及逆时针方向，各6~8次	顺时针及逆时针方向，各4~6次
4	肩部运动1、2、3	8~10次	6~8次	4~6次

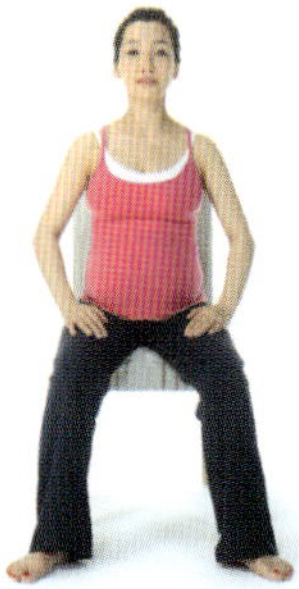 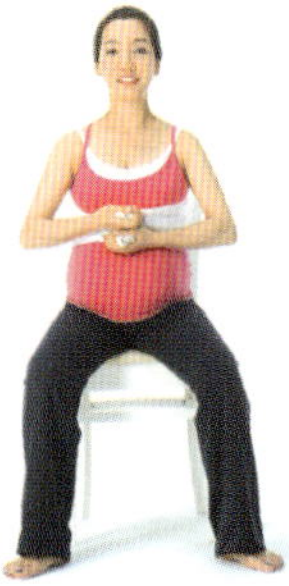 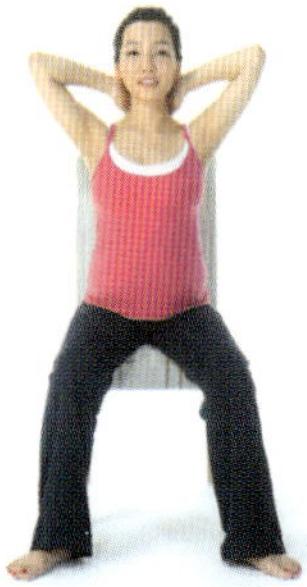 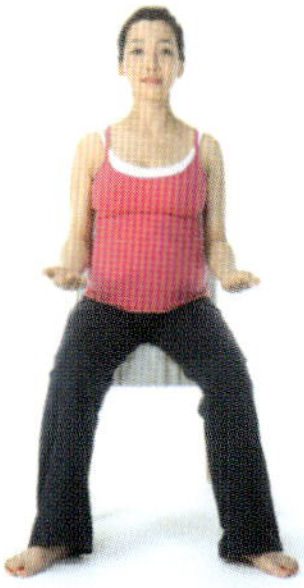

肩膀酸痛与颈部僵硬

孕期由于孕妇的脊椎经常处于不安定的状态，身体的重心会渐渐前移，所以肩、腰、颈等部位都会较平时更用力，严重时，会导致肩部下沉，颈部弯曲。因此，妊娠中的妈妈会经常感觉到肩部有压痛感，颈部变得僵硬，甚至会感到整个上身疼痛乃至身体失去知觉。孕期坚持进行颈部运动与肩部运动会对这样的症状起到有效的缓解作用。

· 缓解肩膀酸痛与颈部僵硬的动作

顺序	动作	初期（0~3个月）	中期（4~7个月）	末期（8~10个月）
1	配合呼吸活动颈部	顺时针及逆时针方向，各8~12次	顺时针及逆时针方向，各8~10次	顺时针及逆时针方向，各6~8次
2	肩部运动1、2、3	8~10次	6~8次	4~6次
3	触肩转体	顺时针及逆时针方向，各8~10次	顺时针及逆时针方向，各6~8次	顺时针及逆时针方向，各4~6次

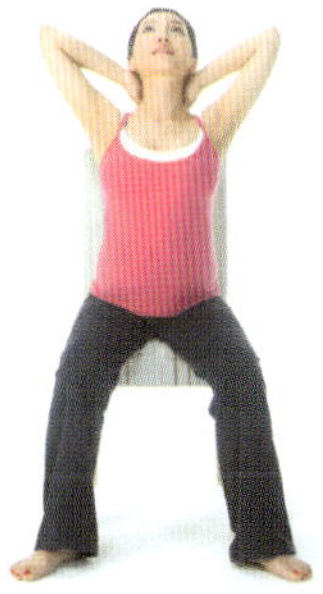
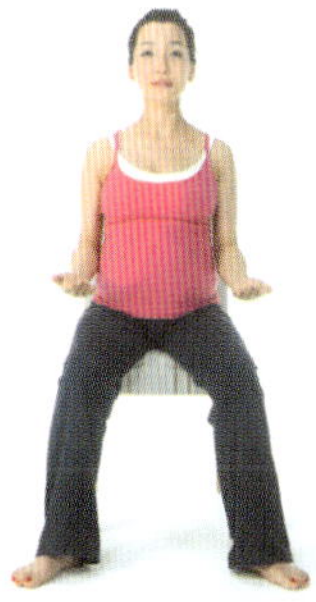
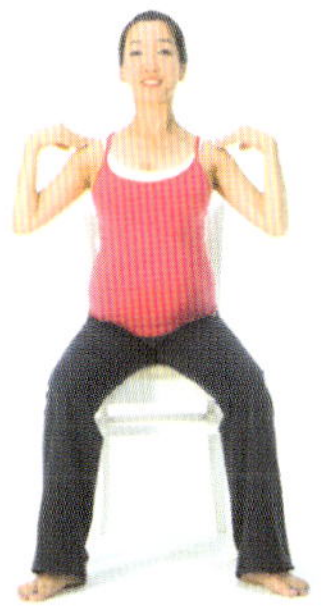

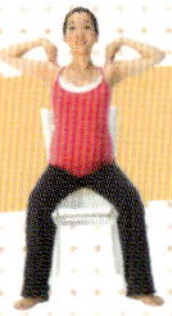

腰部酸软疼痛

到了妊娠末期，大部分孕妇都会受到腰痛的困扰。由于子宫内保护胎儿的羊水的重量越来越大，身体的重心逐渐前移，而为了保持身体的重心，腰部力量过度消耗，再加上脊椎弯曲越来越严重，更加重了腰部的负担。

随着宝宝逐渐长大，妈妈的内脏器官被推动前移，腰部前鼓，也会加重腰部痛症。此外，孕期荷尔蒙分泌增加，腰部纤维性组织变松，导致支撑腰部的韧带拉长，稍微活动就可能引发腰痛。这个时候，一定要保持身心安定，进行一些轻柔的运动来缓和痛症。

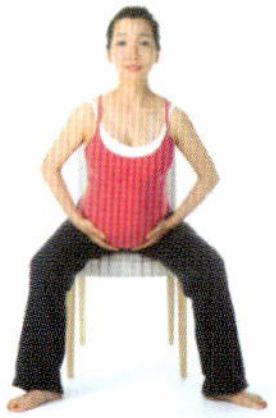

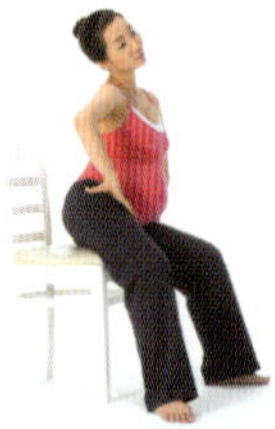

· 缓解腰部痛症的动作

顺序	动作	初期（0~3个月）	中期（4~7个月）	末期（8~10个月）
1	晃椅运动	10~12次	8~10次	控制幅度6~8次
2	骨盆转动	左右顺时针及逆时针方向，各8~10次	左右顺时针及逆时针方向，各6~8次	左右顺时针及逆时针方向，各4~6次
3	PSOAS伸展运动	左右各8~10次	左右各6~8次	左右各4~6次
4	猫式	10~12次	8~10次	6~8次
5	松腰运动	左右轮换，8~10次	左右轮换，6~8次	左右轮换，缓慢，4~6次

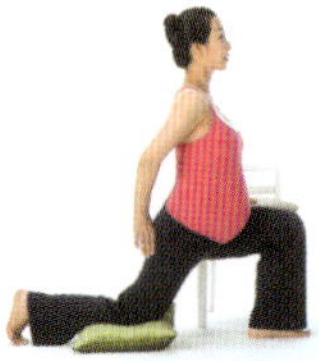

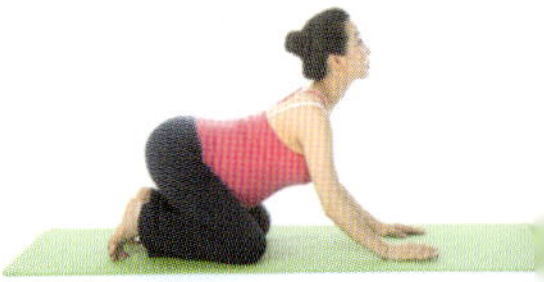

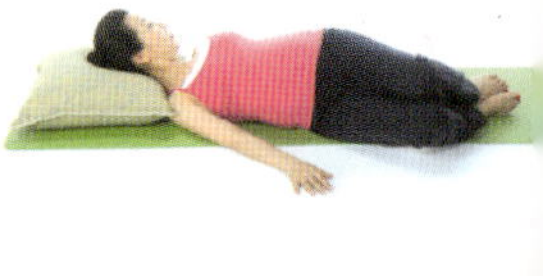

背部有压迫感

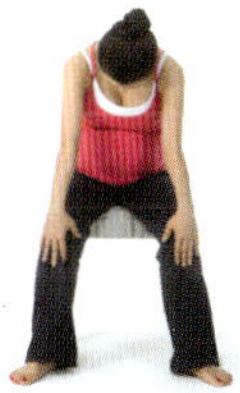

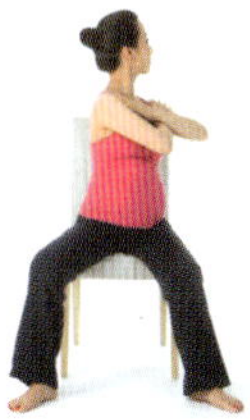

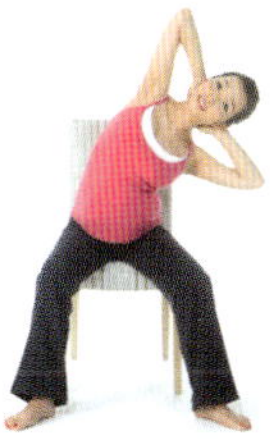

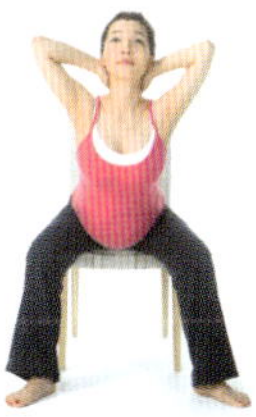

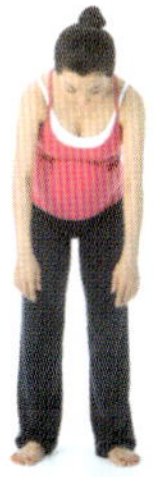

在整个妊娠过程中，很多妈妈由于背部的压迫感而备受煎熬。特别是怀孕5~7个月的时候，有些妈妈无论是坐着还是躺着都会痛苦万分。引起这种疼痛的原因在于，身体重心前移，为了掌握均衡，腰部会向后突出，同时背部受力严重，这样，背部的压迫感就会增强，从而导致了疼痛的发生。

一般来说，背部疼痛主要发生在傍晚或深夜，并伴有臀部及腰部疼痛。虽说遇到极端疼痛的情况一定要去医院就诊，但在症状较轻时，可以通过简单的运动来缓解症状。

· 缓解背部压迫感的动作

顺序	动作	初期（0~3个月）	中期（4~7个月）	末期（8~10个月）
1	脊椎逐一运动	8~10次	6~8次	控制幅度4~6次
2	转动上身	左右轮换，8~10次	左右轮换，6~8次	左右轮换，缓慢，6~8次
3	成C形侧身	左右轮换，8~10次	左右轮换，6~8次	左右轮换，4~6次
4	坡形运动	8~12次	8~10次	控制幅度4~6次
5	脊椎分解运动	8~10次	4~6次	控制幅度2~4次

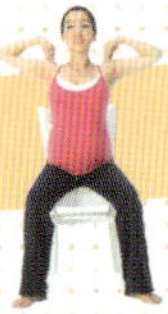

乳房胀痛

怀孕期间，孕妇的乳腺会日趋发达，乳房也随之变大。特别是妊娠初期，到了预定的月经来潮日之后，会感觉到乳房发沉、变硬、疼痛或者发胀，这都是怀孕给我们最直观的反应。这时乳房变得很敏感，即使是轻轻一碰，都会感觉到钻心的疼痛。乳房疼痛时，集中做一些肩、臂、胸位的伸展体操，对缓解胀痛效果极佳。

· 缓解乳房胀痛的动作

顺序	动作	初期（0~3个月）	中期（4~7个月）	末期（8~10个月）
1	触肩转体	顺时针及逆时针方向，各8~10次	顺时针及逆时针方向，各6~8次	顺时针及逆时针方向，各4~6次
2	胸部伸展运动	左右各6~8次	左右各4~6次	双腿分开，4~6次
3	单臂伸展	左右轮换，8~12次	左右轮换，6~8次	左右轮换，4~6次
4	伸懒腰舒展胸部	6~8次	4~6次	4次
5	胸部提升运动	6~8次	4~6次	2~4次

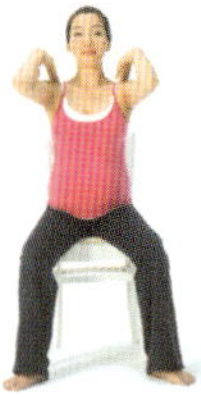
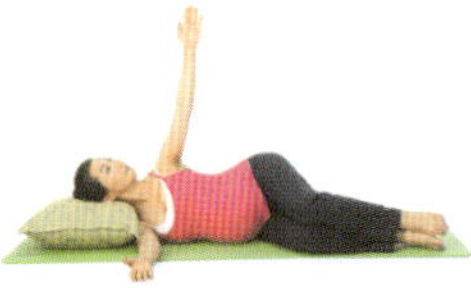
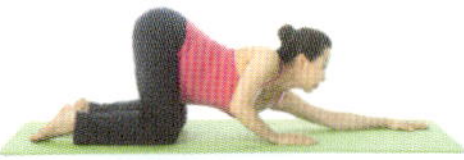
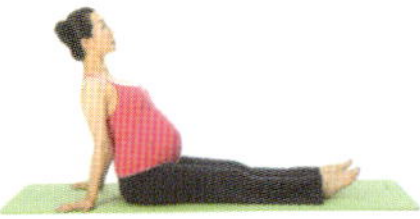
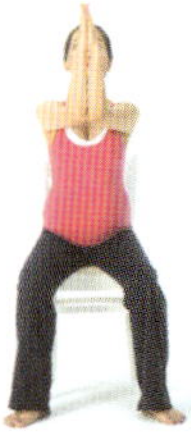

手酸麻

妊娠中，多数妈妈都会受到手部痛症的威胁。手酸麻不仅给日常生活造成不便，情况严重时还会影响睡眠，加重由于妊娠而引起的疲劳感。如果不予重视、任其发展的话，甚至会出现手指感觉异常的症状。

通常，手酸麻的症状在分娩之后就会渐渐消失，所以平时多做一些臂部与肩部的伸展运动，即可有效预防与缓解这一症状。

· 缓解手部酸麻的动作

顺序	动作	初期（0~3个月）	中期（4~7个月）	末期（8~10个月）
1	配合呼吸活动颈部	顺时针及逆时针方向，各8~12次	顺时针及逆时针方向，各8~10次	顺时针及逆时针方向，各6~8次
2	单臂伸展	左右轮换，8~12次	左右轮换，6~8次	左右轮换，4~6次
3	触肩转体	顺时针及逆时针方向，各8~10次	顺时针及逆时针方向，各8~10次	顺时针及逆时针方向，各6~8次

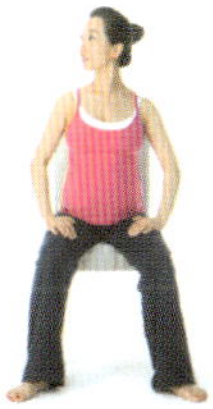

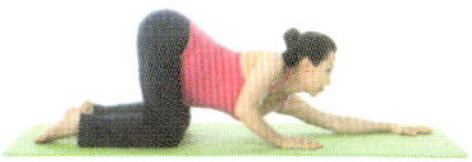

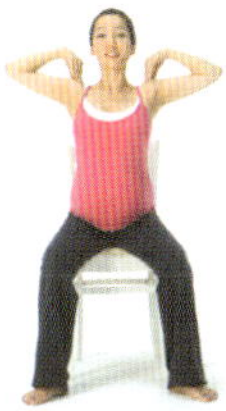

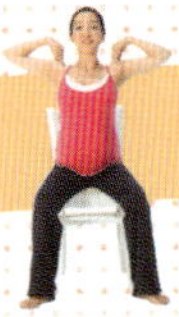

骨盆疼痛

骨盆是骨头的前端部位，受大量孕激素的影响，托起女性生殖器的骨盆韧带会松弛，关节间的活动度会增加，这样有利于胎儿的娩出。但如果韧带松弛超过了限度，则会引发骨盆痛症。

骨盆痛症严重的妈妈走路或是翻身时，都会很困难，这时平常的运动锻炼就变得尤为重要。适当的有针对性的运动对妈妈和宝宝来说，是百利而无一害的。对于骨盆痛症而言，做股关节放松运动效果极佳。

· 缓解骨盆痛症的动作

顺序	动作	初期（0~3个月）	中期（4~7个月）	末期（8~10个月）
1	股关节伸展运动	左右轮换，8~10次	左右轮换，8~10次	左右轮换，6~8次
2	放松股关节 1、2、3	左右各6~8次	左右各4~6次	左右各2~4次
3	侧身单腿画圆	顺时针及逆时针方向，各8~12次	顺时针及逆时针方向，各8~10次	顺时针及逆时针方向，各6~8 次

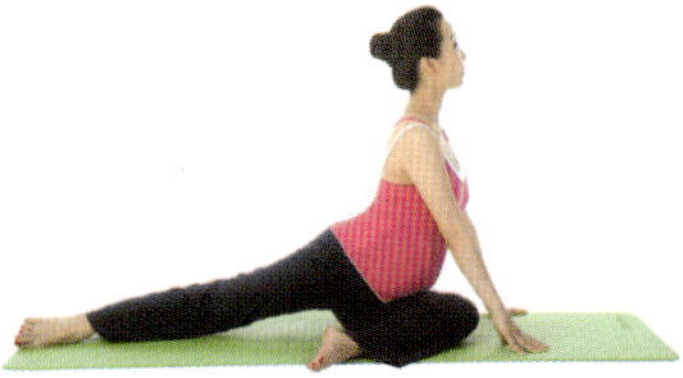

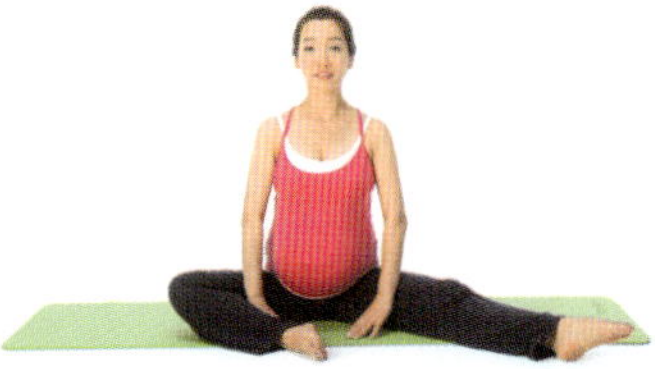

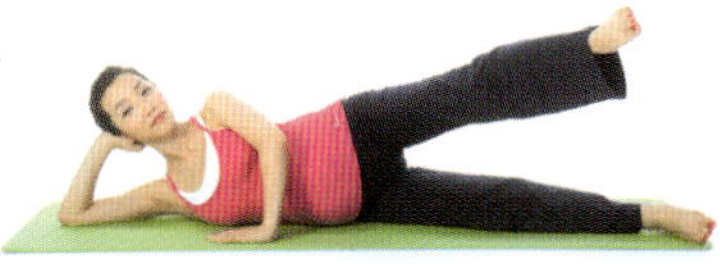

腿部疼痛

由于怀孕中妈妈的肚子渐渐变大，体形也会发生变化，日趋增大的子宫压迫到从腿部经过的神经，即使是平时从未有过腿部疼痛的孕妈咪，在孕期也会感觉到腿部刺痛，甚至有些孕妈咪还会由于腿部刺痛，严重影响睡眠质量。如果孕妈咪及时注意腿部运动，这种症状就可以得到好转。

· 缓解腿部痛症的动作

顺序	动作	初期（0~3个月）	中期（4~7个月）	末期（8~10个月）
1	向下抚腿	左右轮换，8~10次	左右轮换，8~10次	左右轮换，6~8次
2	芭蕾姿势	8~10次	6~8次	4~6次
3	弓步站立	左右轮换，8~10次	左右轮换，6~8次	左右轮换，2~4次
4	猫式伸腿	左右轮换，8~10次	左右轮换，6~8次	左右轮换，4~6次

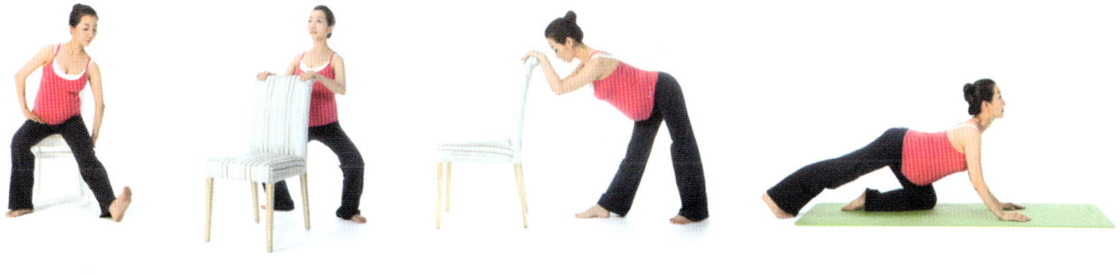

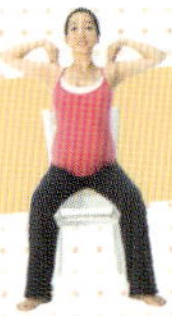

腿部抽筋

腿部抽筋产生的痛症表现为肌肉瞬间变得僵硬，下肢不能动弹。这种症状多在夜间发生，主要是脚趾或小腿肌肉抽筋，甚至抽筋之后小腿肌肉还会再持续疼痛一个星期以上。这一现象是由于怀孕中期后，孕妇的体重逐渐增加，双腿负担加重，腿部的肌肉经常处于疲劳状态，从而形成了抽筋。

绝大多数孕妈咪都经历过这种痛苦的煎熬，深受抽筋之苦。到妊娠末期，这种症状就会愈演愈烈，所以持续而有针对性地进行腿部运动，是非常必要的。

· 缓解腿部抽筋的动作

顺序	动作	初期（0~3个月）	中期（4~7个月）	末期（8~10个月）
1	向下抚腿	左右轮换，10~12次	左右轮换，8~10次	左右轮换，6~8次
2	放松股关节1、2、3	左右各8~10次	左右各6~8次	左右各2~4次
3	侧身单腿画圆	顺时针及逆时针方向，各8~12次	顺时针及逆时针方向，各8~10次	顺时针及逆时针方向，各6~8 次

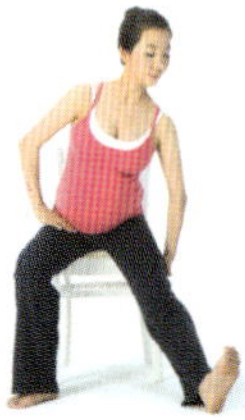

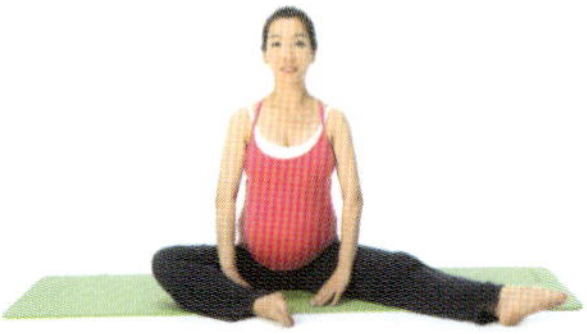

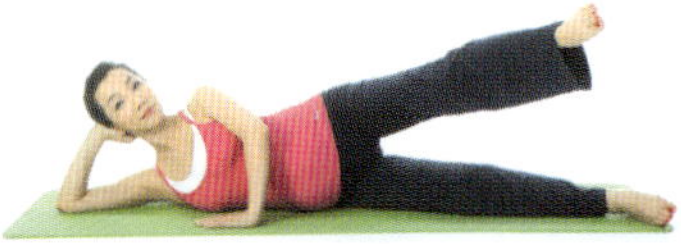

腿部浮肿

随着子宫渐渐变大，对子宫下面的骨盆血管与大静脉产生压力，从而使血液循环变慢，同时形成淤血，由于血液的压力，水分会集中到腿与脚腕处，形成浮肿。

一般来说，浮肿只是暂时现象，分娩之后就会慢慢消失，但是如果浮肿情况严重的话，会有妊娠中毒症的危险，所以一定要找专科医生进行咨询。一旦感觉到腿部浮肿，做一些简单的腿部运动，可以有效缓解浮肿症状。

· 缓解腿部浮肿的动作

顺序	动作	初期（0~3个月）	中期（4~7个月）	末期（8~10个月）
1	骨盆运动	顺时针及逆时针方向，各8~10次	顺时针及逆时针方向，各6~8次	顺时针及逆时针方向，各4~6次
2	脊椎分解运动	8~10次	4~6次	控制幅度,2~4次
3	放松股关节1,2	左右各6~8次	左右各4~6次	左右各2~4次
4	脊椎逐一运动	8~10次	6~8次	控制幅度,4~6次

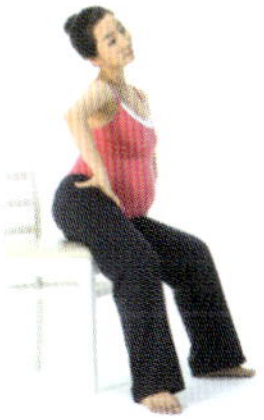
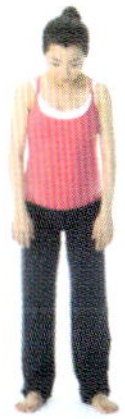
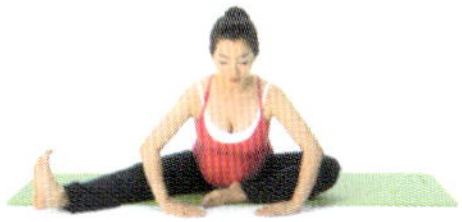
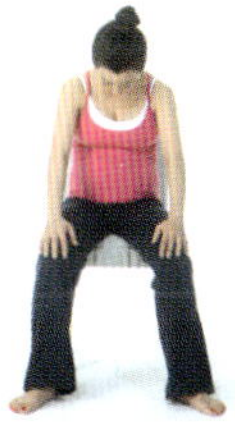

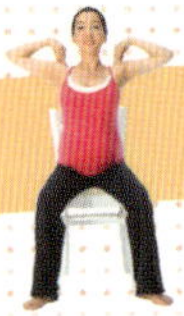

腹部疼痛

妊娠中，孕妇常常会有腹部疼痛的感觉，这是由于子宫逐渐变大，为了让宝宝尽可能顺利地通过骨盆，保护子宫的骨盆血液循环渐渐变得活跃而产生的现象。

遇到这种暂时的疼痛，孕妈咪只要平时保持乐观的心态，通过运动进行调节，可以有效缓解这种症状，使孕期更加舒适、轻松。

· 缓解腹部疼痛的动作

顺序	动作	初期（0~3个月）	中期（4~7个月）	末期（8~10个月）
1	后仰还原动作	8~12次	8~10次	控制幅度，6~8次
2	蜷身后仰还原动作	8~10次	6~8次	控制幅度，4~6次
3	骨盆运动	顺时针及逆时针方向，各8~10次	顺时针及逆时针方向，各6~8次	顺时针及逆时针方向，各4~6次

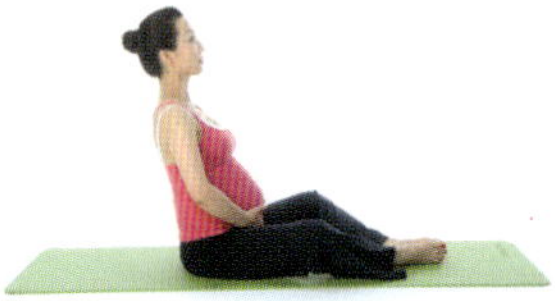

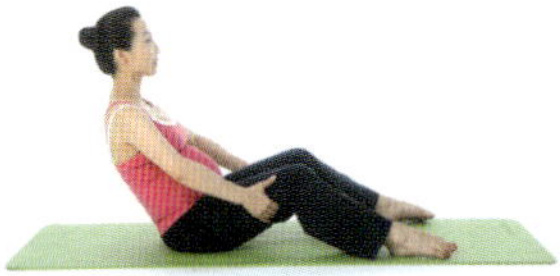

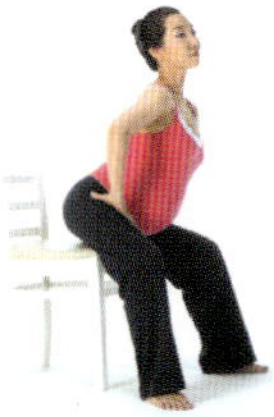

腹部下沉

妊娠中，大多数孕妇都会有腹部下沉的感觉，这是孕期很普遍的现象。这种症状是由于妊娠初期子宫与胎儿都没有充分变大，担负着支撑子宫作用的不是骨盆，而是肌肉与韧带，随着胎儿慢慢长大，骨盆也变大，这个时候骨盆的骨骼才发挥出其应有的作用。当骨盆支持子宫后，腹部下沉的现象便会慢慢消失。

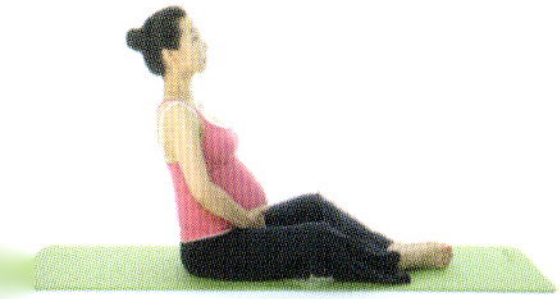

对于孕妈咪来说，最为敏感的变化就是腹部下沉。因为腹部下沉，有可能引发早产，所以一定要细心观察、慎重对待。适当的运动能帮助孕妈咪缓解这种感觉，预防早产。

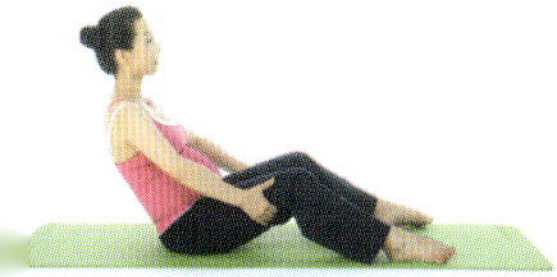

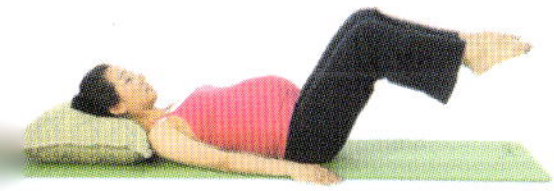

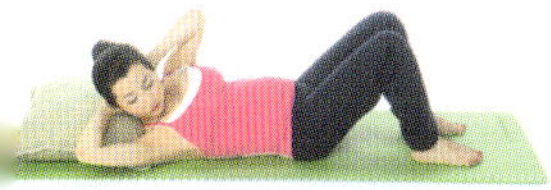

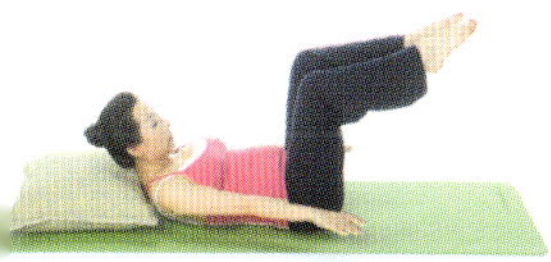

· 缓解腹部下沉感觉的动作

顺序	动作	初期（0~3个月）	中期（4~7个月）	末期（8~10个月）
1	后仰还原动作	8~12次	8~10次	控制幅度，6~8次
2	蜷身后仰还原动作	8~10次	6~8次	控制幅度，4~6次
3	仰卧双腿动作	8~12次	6~8次	控制幅度，4~6次
4	腹肌运动	上下、左右各8~12次	上下、左右各6~8次	上下、左右各4~6次
5	100回呼吸	1回	每次50个，分两次进行	每次20个，分5次进行

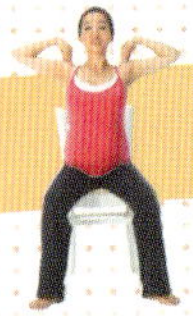

胎位不正

胎儿在妈妈腹中的时候，随时都会改变姿态。到了生产临近之时，胎儿的头部会向下，这种姿势被称为“头位”。到了妊娠末期，胎儿的头部仍然没有朝下，这种姿势被称为“逆位”，这会给自然分娩带来很大的障碍，这种情况占到全部的3%~5%。

如果到了分娩之前，胎儿还没有达到正确的体位，那么实现自然分娩就会非常困难。所以，一旦了解到胎儿的体位是“逆位”，孕妈咪就应该开始进行运动调节了。

· 纠正胎位不正的动作

顺序	动作	初期（0~3个月）	中期（4~7个月）	末期（8~10个月）
1	猫式	8~12次	8~10次	6~8次
2	单臂伸展	左右轮换，6~8次	左右轮换，6~8次	左右轮换，4~6次
3	猫式单臂穿越	左右轮换，6~8次	左右轮换，4~6次	左右轮换，2~4次

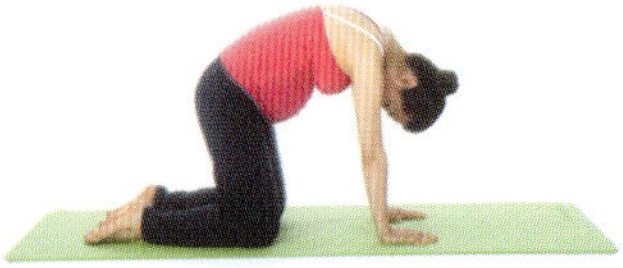

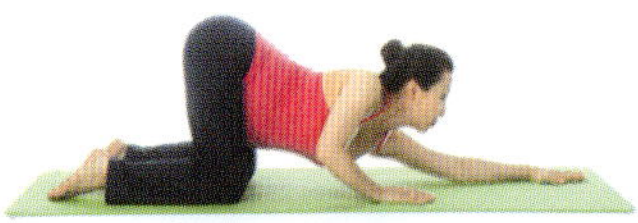

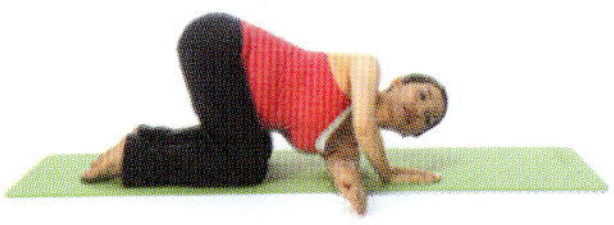

失眠

妊娠中，孕妇会对外部的刺激非常敏感，因此很难实现深度睡眠。而且，由于肚子突然变大，不管怎样的睡姿都会感觉不舒服，这也会影响睡眠质量。此外，荷尔蒙分泌不均衡，也会导致失眠。

需要提醒孕妈咪注意的是，白天午觉时间过长会引起睡眠障碍，所以一定要尽量减少午睡时间。睡觉前做一些轻松的运动，缓解一下紧张的情绪，可以让妈妈拥有优质的睡眠。

· 缓解失眠症状的动作

顺序	动作	初期（0~3个月）	中期（4~7个月）	末期（8~10个月）
1	配合呼吸活动颈部	顺时针及逆时针方向，各8~10次	顺时针及逆时针方向，各8~10次	顺时针及逆时针方向，各6~8次
2	松腰运动	左右轮换，8~10次	左右轮换，6~8次	左右轮换，缓慢，4~6次
3	脊椎逐一运动	8~10次	6~8次	控制幅度，4~6次
4	坡形运动	8~12次	8~10次	控制幅度，4~6次

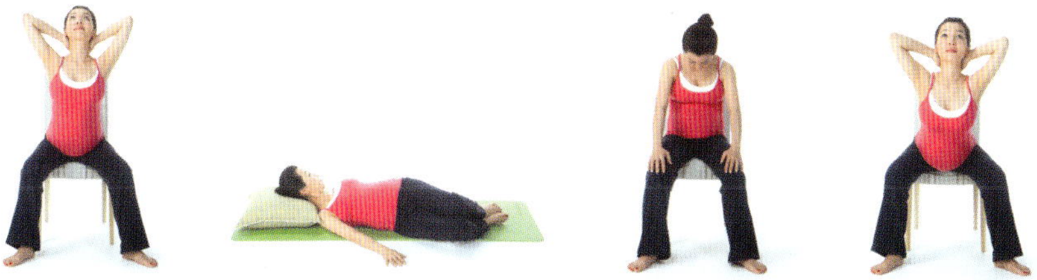

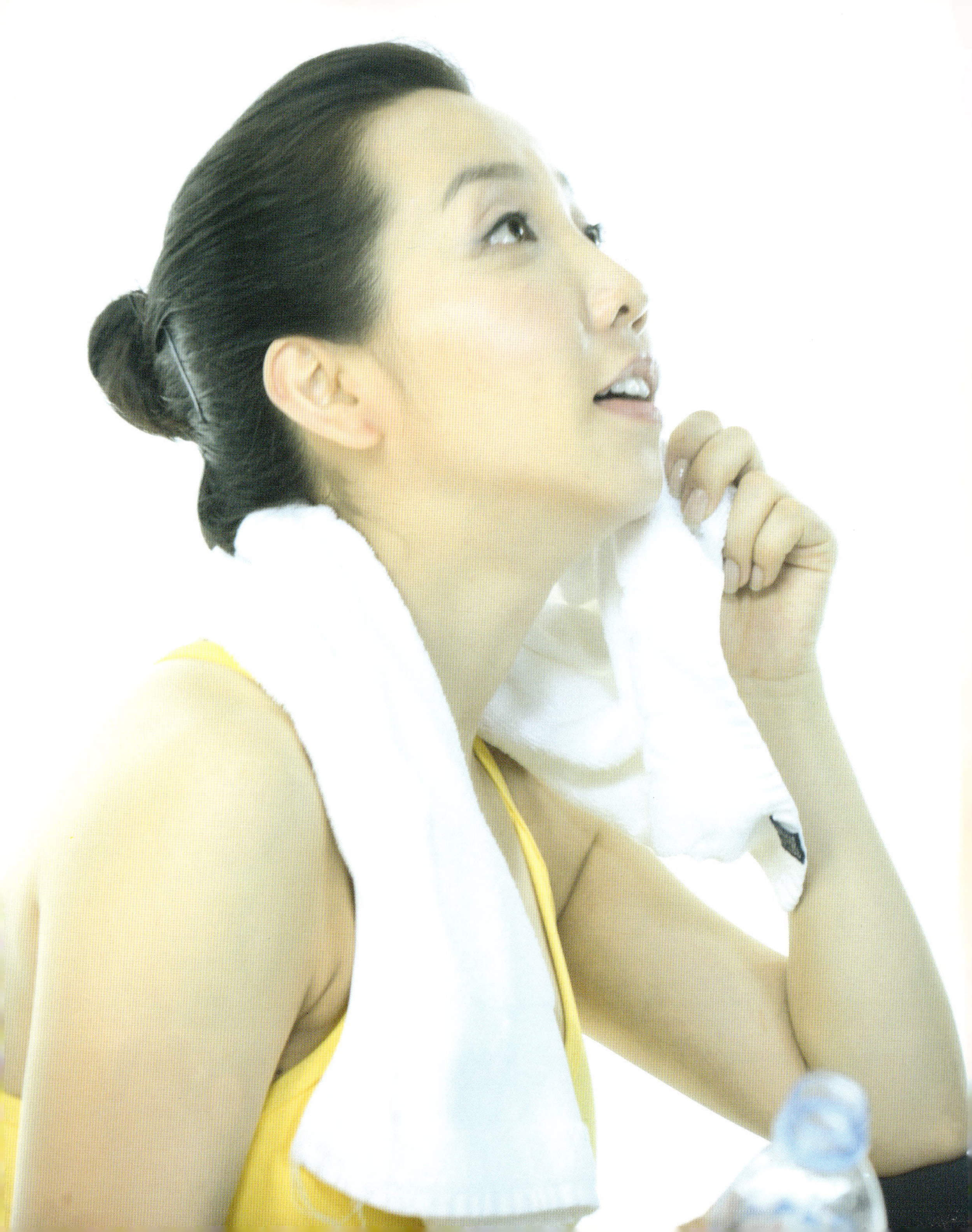

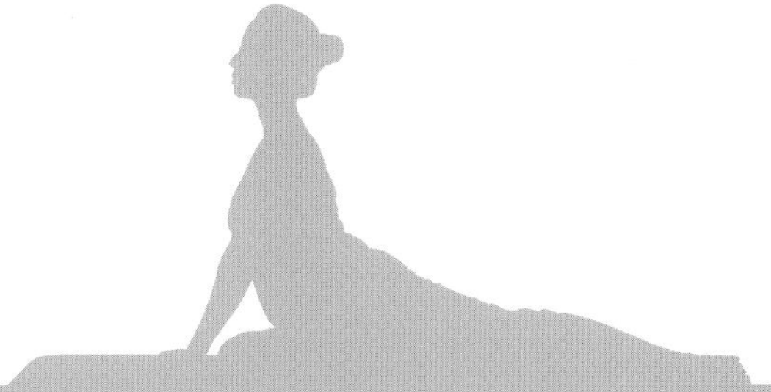

附 录

每天30分钟
每周3次的运动方案

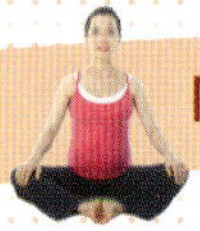

针对不同孕期的每周运动方案

对于孕妈咪来说，规律性运动不仅可以缓解孕期不适，同时还可以保证宝宝处于稳定的生长环境。由于不同的孕期，宝宝的生长状态和妈妈的身体状况都不一样，所以孕妈咪应该根据不同的孕期制订一个周详的运动计划。

• 保证每周3次、每次30分钟的运动时间

当孕妈咪感到不适或是疼痛后，再想通过运动来缓解症状，是很难实现的。为了预防孕期肥胖，给宝宝提供更加新鲜的氧气供给，孕妈咪应该保证每周运动3次以上，每次坚持30分钟。保证适当的运动时间与运动强度，无论是对妈妈还是宝宝，都有非常重要的作用。

• 选择最为合适的运动时间

肚中的宝宝也有自己的生活规律，孕妈咪需要注意的是，尽量抽出固定的时间来进行运动，避免太早或是太晚的时间，只有在宝宝身体最为活跃的时期进行运动，效果才会更佳。

• 制订细致的每周运动方案

我们强调的这个运动方案，是由每周3次的运动构成，每次14~16个动作，总运动时间控制在30分钟左右。孕妈咪如果感觉身体状况不是太好，那么不管运动了多长时间，只要感觉身体完全放松之后就可以结束了，而如果感觉身体状况不错，那么持续40~50分钟也是可以的。

· 每天30分钟，每周3次的运动方案　星期一

	动作	参考	初期	中期	末期
1	配合呼吸 活动颈部		4~6次	4~6次	2~4次
2	肩部运动		6~8次	4~6次	2~4次
3	胸部提升运动		6~8次	4~6次	2~4次
4	晃椅运动		6~8次	4~6次	2~4次
5	骨盆运动	左右顺时针方向，逆时针方向	6~8次	4~6次	2~4次
6	脊椎逐一运动		6~8次	4~6次	2~4次
7	转动上身	左右轮换	6~8次	4~6次	缓慢， 2~4次
8	成C形侧身	左右轮换	6~8次	4~6次	2~4次
9	向下抚腿	左右轮换	6~8次	6~8次	2~4次
10	股关节伸展运动	左右轮换	6~8次	6~8次	2~4次
11	蜷身后仰 还原动作		6~8次	4~6次	控制幅度， 2~4次
12	100回呼吸		50次，2组	30次，2组	20次，3组
13	侧身单腿画圆	顺时针方向， 逆时针方向	6~8次	6~8次	4~6次
14	脊椎分解运动		6~8次	4~6次	控制幅度， 2~4次

· 每天30分钟，每周3次的运动方案　星期三

	动作	参考	初期	中期	末期
1	配合呼吸活动颈部	左右顺时针方向，逆时针方向	4~6次	4~6次	2~4次
2	触肩转体	顺时针方向，逆时针方向	4~6次	4~6次	2~4次
3	骨盆运动	左右顺时针方向，逆时针方向	6~8次	4~6次	2~4次
4	坡度运动		6~8次	4~6次	控制幅度，2~4次
5	PSOAS伸展运动	左右轮换	6~8次	4~6次	2~4次
6	骨盆提升运动		6~8次	4~6次	2~4次
7	仰卧双腿运动		6~8次	4~6次	控制幅度，2~4次
8	松腰运动	左右轮换	6~8次	4~6次	2~4次
9	人鱼姿势	左右轮换	6~8次	4~6次	2~4次
10	放松股关节1,2	左右轮换	6~8次	4~6次	2~4次
11	后仰还原动作		6~8次	4~6次	控制幅度，2~4次
12	伸懒腰舒展胸部		4~6次	4~6次	2~4次
13	单臂伸展	左右轮换	4~6次	4~6次	2~4次
14	弓步站立	左右轮换	6~8次	4~6次	2~4次
15	芭蕾姿势		6~8次	4~6次	2~4次
16	脊椎分解运动		6~8次	4~6次	控制幅度，2~4次

· 每天30分钟，每周3次的运动方案　星期五

	动作	参考	初期	中期	末期
1	配合呼吸 活动颈部	顺时针方向， 逆时针方向	4~6次	4~6次	2~4次
2	扩胸运动	左右轮换	4~6次	4~6次	2~4次
3	晃椅运动		6~8次	6~8次	2~4次
4	猫式		6~8次	6~8次	4~6次
5	猫式单臂穿越	左右轮换	4~6次	4~6次	2~4次
6	猫式伸腿	左右轮换	6~8次	4~6次	2~4次
7	俯卧撑		4~6次	2~4次	控制幅度， 2次
8	双腿打开 放松背部		6~8次	4~6次	2~4次
9	人鱼姿势	左右轮换	6~8次	4~6次	2~4次
10	股关节伸展运动	左右轮换	6~8次	6~8次	4~6次
11	腹肌运动	正面，侧面	8~10次	6~8次	4~6次
12	100回呼吸		50次，2组	30次，2组	20次，3组
13	侧身单腿画圆	顺时针方向， 逆时针方向	6~8次	6~8次	4~6次
14	松腰运动	左右轮换	6~8次	6~8次	缓慢， 4~6次
15	弓步	左右轮换	6~8次	4~6次	2~4次
16	脊椎分解运动		6~8次	4~6次	控制幅度， 2~4次

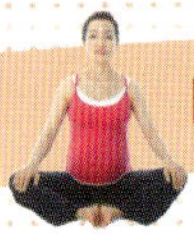

幸福孕妇操，
时刻关注宝宝的成长

肚子中的宝宝现在长成什么样了？正在做什么呢？请尽量在运动的时候想象宝宝的样子，这样妈妈和宝宝都会在运动中体验更愉悦的感受。

怀孕初期（0~3个月）

·怀孕第1个月（4周）

这时腹中的宝宝还只是一个小胚胎，因为太小，即使用B超也观察不到。但是，此时的宝宝已经有了神经器官与血液循环器官，并且开始形成自己的血液流动。

·怀孕第2个月（8周）

宝宝现在已经长到4cm大小，体重在4g左右。这个时期，宝宝的四肢已经初具雏形，五官也开始形成，脑开始发育，内脏五官开始形成，通过B超可以观察到宝宝的心脏以及早期搏动。

·怀孕第3个月（12周）

这个时期宝宝长约6~7cm，重约50g。此时，已经可以清楚地区别出宝宝的手和脚，并且能观察到小手开始长出指甲，宝宝的手和脚开始活动，宝宝开始生出头发。

怀孕中期（4~7个月）

·怀孕第4个月（16周）

这个时期宝宝长约12cm，重约100g，已经形成四肢与面部特征，主要器官也都已经形成。此时，通过B超可以观察到宝宝的性别。

· 怀孕第5个月（20周）

宝宝的运动更为活跃，妈妈开始感受到胎动。此时宝宝长约16cm，重约320g，宝宝的身体长满细毛，称为胎毛，可以起到调节体温的作用。

· 怀孕第6个月（24周）

宝宝渐渐成长，长约21cm，重约630g，宝宝的眉毛和眼睑清晰可见，皮肤薄而且有很多小皱纹，并且浑身都覆盖了细小的绒毛。

· 怀孕第7个月（28周）

这个时期宝宝长约25cm，重约1000g，薄薄的皮肤呈现出红色，全身覆盖了一层白色的胎脂。

怀孕末期（8~10个月）

· 怀孕第8个月（32周）

宝宝活动最频繁的时期，此时宝宝长约28cm，重约1700g。

· 怀孕第9个月（36周）

宝宝慢慢长出皮下脂肪，身上的小皱纹随之消失，呈现出可爱的模样。宝宝此时长约32cm，重约2500g。

· 怀孕第10个月（40周）

宝宝已经发育完全，长约36cm，重约3400g，已经完全具有新生儿的一切特征，在静静等待与妈妈相见的那个时刻。